Te $\frac{64}{41}$

# MÉMOIRE

## DE M. CAZALET

SUR

## L'ORIGINE DE LA RAGE,

### MOYENS

DE LA PRÉVENIR ET DE LA GUÉRIR,

## ET NOUVELLES VUES PHYSIOLOGIQUES,

EN RÉPONSE

## A UNE LETTRE DE M. CAILLAU.

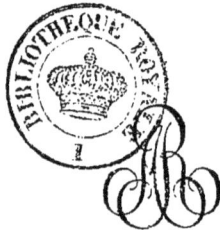

## A BORDEAUX,

DE L'IMPRIMERIE D'ANDRÉ RACLE,

ET SE VEND

Chez MELON, libraire, fossés du Chapeau-Rouge.

1819.

# MÉMOIRE

## DE M. CAZALET,

SUR

## LE TRAITEMENT DE LA RAGE,

### ET NOUVELLES VUES PHYSIOLOGIQUES,

EN RÉPONSE

## A UNE LETTRE DE M. LE DOCTEUR CAILLAU (1).

En répliquant, Monsieur, à la réponse que j'avois faite à votre critique de mon article sur *la Rage*, vous avez cru prudent de changer les positions. Je vous avois rectifié, et vous avez cherché à faire croire à ceux qui vous liroient, que vous réfutiez mes nombreuses erreurs. Vous avez dit, en effet, que vous me réfutiez, mais vous vous êtes borné à le dire. Pour le prouver, je n'ai qu'à rapporter ici

(1) Par égard pour quelques membres de la société de médecine, qui ne partagent presque jamais les opinions de M. Caillau, bien qu'elles entraînent ordinairement les décisions de la société, je m'étois borné à faire demander la lecture de ce mémoire dans l'une de ses séances. Cette proposition, faite par l'un de ses membres recommandable sous tous les rapports, ayant été rejetée par l'ordre du jour réclamé par MM. de Saint-Cric et Capelle, je pris la résolution de le faire imprimer. Il le seroit depuis long-temps, si les personnes à qui je l'avois communiqué, n'avoient attribué l'affection physique et morale que M. Caillau éprouva alors, au rapport qu'elles lui firent de ce mémoire, et au jugement qu'elles en ont porté. Je cédai à leur désir de m'en voir suspendre l'impression jusqu'après son rétablissement.

l'objection ou la conclusion de vos articles. Voici comment vous vous y exprimez : « J'aurois bien des remar-
» ques à faire.... Je suis en droit de dire qu'il y a de l'hy-
» pothèse et du conjectural.... Procéder par interrogation,
» n'est pas certitude.... Il est donc permis d'avoir encore
» des doutes.... Il faudroit quatre hommes comme Bordeu
» et Hallé pour tirer de justes conséquences des nouvelles
» vues physiologiques.... Cela n'est pas démontré pour
» ce qui concerne la pathologie.... Cela dit bien quelque
» chose, mais ce n'est point assez, etc., etc. ». C'est seulement à quoi se réduisent toutes les objections contenues
dans la première partie de votre lettre, intitulée *Conjec-*
*tures.* Ne puis-je pas en conclure, avec juste raison, qu'il
n'y a de réel dans dans vos objections, que le ton dogmatique et tranchant avec lequel elles sont faites ? Ce mémoire
le prouvera.

« Vos articles ne renferment *pour la plupart*, me dites-
» vous, que des idées conjecturales ou des erreurs, dont
» les conséquences peuvent être funestes ». Ce sont ces
conjectures, ce que vous qualifiez d'erreurs, que vous venez examiner : vous rejetez par conséquent, pour me ré-
futer, la justice que vous deviez à ce qui vous a paru
vrai ou probable dans ma lettre, pour ne rapporter que
ce que vous dites être faux. On ne peut proclamer plus ou-
vertement, et dès les premiers mots, l'intention de la plus
révoltante partialité; et cette intention, vous l'avez parfaitement remplie. Vous ne vous êtes pas borné, pour par-
venir à ce but, à nier ce que j'affirmois, sans prouver vos
dénis; vous avez de plus dénaturé les faits, mes objections, mes conjectures et mes principes. Vous avez encore pensé que ce n'étoit pas m'avoir assez abattu par
cette forme d'argumentation de la première partie de votre
lettre; vous avez cru pouvoir m'écraser, dans la seconde,
du poids énorme de votre érudition.

L'érudition est avantageuse sans doute; mais, permet-
tez-moi de vous l'observer, il ne faut que de la mémoire

pour s'enrichir d'érudition, et vous avez trop de l'un
et de l'autre, pour avoir oublié ce que Boileau pense des
hommes qui ne sont qu'érudits (1). Vous savez aussi que
Helvétius a dit que « l'extrême étendue de la mémoire,
» qui fait l'érudit, est exclusive de l'esprit, qui fait l'hom-
» me à idées neuves, dont l'assemblage offre des rapports
» nouvellement aperçus ».

Quoique vous ayez cru me transporter hors de ma sphère
par vos nombreuses citations, j'ose croire que je parvien-
drai à faire évanouir les espérances d'un triomphe puéril,
que vous avez pu conserver jusqu'à ce jour; et j'y par-
viendrai, en détruisant l'erreur de ceux qui ont pu croire
à l'exactitude de ces citations, et à la justesse des inductions que vous en avez tiré.

Pour dissiper cette erreur, je suivrai votre lettre, observation par observation, et je ne me bornerai pas, comme
vous, à affirmer l'opposé de ce que vous avez affirmé : je
prouverai vos erreurs. Peut-être ma réponse sera-t-elle plus
étendue que ne l'exige votre réplique ; mais tant d'idées
se présentent en foule à mon esprit, sur les matières que
vous avez mises en question, qu'il pourra bien me devenir
impossible de me circonscrire dans un cadre très-serré ;
toutefois vous ne serez pas le seul à me lire, et ce qui sera
étranger à votre *mémoire*, ne le sera pas sans doute à l'esprit de mes autres lecteurs.

« Je n'ai, me dites-vous, à vous répondre d'autres mo-
» tifs que d'établir quelques vérités utiles : vous le verrez
» aisément au style de ma lettre.... ». J'avois cru que c'é-
toit par des faits certains, par des rapports nouvellement
aperçus, qu'on pouvoit se mettre à même d'établir des
vérités utiles : j'ai vu avec étonnement que c'étoit par
votre style que vous alliez les établir; et la suite de votre
lettre n'a fait qu'augmenter mon étonnement jusqu'à la

_____

(1) Il l'a exprimé dans les 7ᵉ. et 8ᵉ. vers de la satire à l'abbé le
Vayer.

fin, mais sans avoir pu me convaincre de la bonté de votre nouvelle méthode.

« Vous le verrez aisément au style de ma lettre, con-
» tinuez-vous, écrite avec cette simplicité qui convient à
» des hommes graves ». Et de suite après, pour faire
preuve de simplicité, de gravité, vous me parlez de Castor
et Pollux, des jeux olympiques; et plus loin, d'Ossa en-
tassé sur Pélion et Pélion sur Ossa, du rocher de Sisyphe,
du tonneau des Danaïdes, etc.... Quelle gravité! quelle
simplicité!

Si j'ai traité plusieurs points de physiologie et de médecine-pratique à l'occasion de la rage, j'étois au moins
dans mon sujet. Vous étiez-vous de même simplement et
gravement renfermé dans le vôtre, en faisant les excur-
sions que je viens de signaler? et ne sembleroit-il pas que
vous avez fait tout exprès une comparaison des écrivains
qui se livrent aux écarts d'une érudition ridicule, pour
me fournir l'occasion de vous appliquer votre propre critique, exprimée en ces mots : « Les uns s'amusent à parler
» du fleuve Scamandre, à propos d'un mur mitoyen? »

Dans tout cela, je n'aurois pu deviner pourquoi, à
propos de rage, de physiologie, de médecine-pratique,
vous aviez mis la mythologie à contribution, si je n'avois
pensé que vous aviez été entraîné à votre insu par le désir
irrésistible de prouver qu'aucun genre d'érudition ne pouvoit être étranger à votre vaste mémoire. Mais ne seroit-ce
pas peut-être encore, parce que n'ayant à m'opposer que
des fables, vous avez voulu, à l'imitation de ces gens si
spirituels, orner les vôtres de ces fictions poétiques dont
ils embellissoient les leurs, afin d'éblouir sur des moyens
arides, par des accessoires brillants?

« Quant à moi, dites-vous, je me souviendrai du sens
» caché dans les paroles de Lucien, qui fait dire à un de
» ses dieux : Tu te fâches, Jupiter! tu as donc tort. J'aurois
» d'ailleurs bien tort de me fâcher; car la seconde partie
» de cette lettre, consacrée aux faits positifs, renferme une

» démonstration tellement évidente, qu'après l'avoir lue
» vous serez forcé vous-même de vous écrier : *Mon adver-*
» *saire a raison; je me suis complétement trompé sur*
» *plusieurs points, et je me rétracte* ».

Ainsi donc, vous avouez vous-même que vous vous fâ-
cheriez, si vous ne croyiez pouvoir persuader que vous
avez raison. L'aveu est précieux. Néanmoins, la colère,
l'emportement, seroient en quelque manière plus excu-
sables que les citations tronquées, infidèles ou fausses,
parce que la colère peut être l'effet d'un caractère violent,
mais franc, qui ne sait se modérer, tandis que la fausseté
est l'effet de combinaisons profondes, réfléchies et perfides.
Mais ce qui doit le plus m'étonner dans le dernier passage
cité, c'est d'y voir la preuve que vous avez conservé dans
la vieillesse toute la présomption de la première jeunesse.
Comment avez-vous pu vous persuader, Monsieur, que
parce que vous aviez recueilli, de vos nombreuses compi-
lations et de quelques leçons de mes cours publics, de
vagues notions sur l'action du principe vital, etc., vous
étiez en droit, en intervertissant les rôles, de venir prendre
avec moi le ton du maître envers son écolier, et que vous
pourriez ainsi contraindre un homme qui a fait durant
cinquante années une étude assidue des phénomènes de
la nature, bien plus dans les faits que dans les livres, à
venir déclarer humblement à vos pieds qu'il s'est complétement trompé? Quelques-uns de vos lecteurs n'ont pu
lire, m'ont-ils dit, sans indignation, le passage que je viens
de transcrire; peut-être aurois-je éprouvé cette même indignation, si votre article eût concerné tout autre que
moi. Mais il étoit un autre sentiment qui sera facilement
deviné sans que je l'exprime ici, et qui devoit me préser-
ver de celui que tant d'autres ont éprouvé.

Ainsi, Monsieur, tant pour ce passage que pour une
foule d'autres, je saurai rester dans la juste modération
que M. de Saint-Cric, votre admirateur, semble avoir eu
l'intention de me prescrire par l'article *Médecine*, qu'il a

fait insérer dans le *Mémorial Bordelais* du 25 du mois de
Mai dernier (1). Il n'y aura donc personne d'écrasé par
l'éclat du tonnerre; ma réponse sera semblable aux fulgu-
rations lumineuses, qui éclairent sans bruit.

Vous vous présentez ensuite comme mon adversaire.
Vous, mon adversaire!.... Il me semble que cette qualifi-
cation ne sauroit convenir entre des hommes qui n'étudie-
roient les sciences naturelles qu'animés de l'ardent amour
de découvrir la vérité; et que si elle peut être admise entre écrivains, ce n'est que dans les petites guerres d'a-
mour propre que se font les littérateurs et les journalistes,
pour les menus plaisirs de ceux qui s'amusent à les lire.

Vous m'avez critiqué, je vous ai réfuté, et je vais le
faire encore une dernière fois; mais soyez bien persuadé
que c'est plus pour établir des principes et développer des
idées qui pourroient être de quelque utilité à la science
que j'étudie depuis l'âge de quinze ans, que pour mettre
à nu la futilité et le peu de bonne foi de vos critiques.

Pour concevoir le degré de probabilité des conjectures
que j'ai émises dans ma première lettre, et l'importance
des faits que j'ai rapportés à l'appui, il faut connoître la
chimie moderne ou physiologique, et l'avoir étudiée, non
dans les livres, mais dans l'immense développement de
toutes les expériences qu'elle exige; et ce n'est que tar-
divement que vous avez étudié à Bordeaux la médecine
et la chimie. Vous avez reçu avec zèle, il est vrai, vos
premières leçons de médecine du docteur Lafon, en 1794;
vous avez porté le même zèle à suivre le cours de seize
leçons que le professeur Petit-Radel, de Paris, fit en
1795 dans cette ville; et vous avez suivi mes leçons de
physique et de chimie avec peu d'assiduité : mais avez-
vous pu vous faire illusion au point de croire que ces foibles études, commencées à moitié de votre carrière, fus-

_____

(1) Le dernier vers du premier chant de l'*Art poétique*, s'est
présenté à mon imagination en lisant cet article.

sent suffisantes, aidées de l'érudition que votre grande
mémoire a pu vous faire acquérir, pour devenir un grand
médecin et un savant chimiste? Il faudroit être cependant
l'un et l'autre pour vous permettre le ton que vous avez
affecté dans votre lettre, sur des matières qui ne peuvent
vous être assez familières pour en juger avec discernement.

----

# PREMIÈRE PARTIE.

## Conjectures.

Je commencerai cette première partie par deux observations générales. La première, que pour juger sainement
des conjectures d'un homme qui s'est uniquement livré à
l'étude de l'une des principales branches des sciences naturelles, il faut avoir acquis, si l'on ne veut se faire taxer
de présomption, au moins autant d'expérience que lui.
La seconde, qu'il ne sauroit y avoir de bonne foi à venir
opposer à ses résultats des expériences nouvelles, à défaut
de faits observés par soi-même, ce que d'autres ont pu
écrire antérieurement à ces dernières expériences. Ce seroit comme si l'on vouloit opposer les tourbillons de Des-
cartes aux lois Newtoniennes.

1°. Voici les premiers mots de votre article : « Vous trai-
» tez, dites-vous, en ce moment un épileptique » ; et voici
ce que j'ai dit à l'occasion d'un malade qui éprouvoit des
attaques d'un mal violent, et à qui j'avois fait l'application de l'électricité physiologique, ( pag. 1re. de ma lettre) : « MM. Wanlockeren à Gand, Rougemont à Colo-
» gne, Pinel à Paris, les ont considérées épileptiques ».
( Pag. 5, 1er. alin. ) : « Les faits que je vais exposer ne per-
» mettent plus de douter que nos deux mains n'aient la po-
» larité voltaïque : le malade que MM. Wanlockeren, Rou-
» gemont et Pinel, ont déclaré épileptique, m'a fourni les
» moyens de m'en convaincre ». ( Même page, 2e. alin.) :

« Malgré son immobilité pendant les crises qu'on a dit être
» épileptiques ». En rapportant de la manière que je l'ai
fait le sentiment de ces trois célèbres médecins, c'étoit bien
prouver que je ne le partageois pas. Que tout autre eût
feint de se tromper sur le sens de mes expressions, on eût
pu le tolérer; mais on ne le peut pour vous, Monsieur,
qui avez si long-temps enseigné l'art d'écrire, et qui devez
si bien connoître la valeur des mots. C'est donc bien volontairement que vous avez dénaturé le sens des miens,
pour me donner la ridicule prétention d'avoir guéri une
maladie que l'on croit en général être incurable. Vous opposez à cette seule proposition, cette phrase : « J'aurois
» bien des remarques à faire sur l'épilepsie *en général* »;
comme si elle eût été suffisante pour prouver que j'aurois eu
tort, si j'avois cru guérir un épileptique. La relation que
j'ai promise sur la maladie que l'électricité physiologique
a guérie, la qualifiera de *crampe atroce*, occasionnée par
un excès d'irritabilité dans un muscle de l'avant-bras.

2°. « Nous ne savons pas encore aujourd'hui, dites-
» vous, en quoi consiste l'électricité des nerfs et des mus-
» cles; nous ignorons même la nature de l'électrique ».
De qui entendez-vous parler, par *nous?* de tous les chimistes physiologistes, de tous les médecins? ou seulement
de vous? Il faudroit, quand on traite de matières scienti-
fiques, indiquer avec précision les personnes qui peuvent
encore ignorer. Cependant, quoique vous puissiez ignorer
en quoi consiste l'électricité des nerfs et celle des muscles,
je puis vous donner pour certain que l'électricité des nerfs
est celle qui avec l'eau fait le gaz hydrogène, et que l'é-
lectricité des muscles avec le même véhicule fait le gaz
oxigène. Vous pourriez révoquer encore en doute cette
vérité, parce que c'est moi qui l'établis d'après mes expériences; ce qui seroit de votre part un nouvel acte peu
honnête. Mais qu'est-ce que prouveroit votre nouveau
déni contre l'exactitude de l'expérience? Vous auriez beau
répéter encore cette objection inconvenante dans son ob-

jet, et que vous m'opposez seule dans l'article auquel je
réponds, « je suis en droit de dire qu'il y a de l'hypotéti-
» que et du conjectural », qu'il n'en sera pas moins vrai
que soixante grenouilles simultanément et précipitam-
ment préparées avec des armatures aux nerfs cruraux, forment avec les muscles un appareil voltaïque assez fort
pour faire ces deux gaz pendant quinze à vingt minutes. Je
suis persuadé enfin, que l'électricité des nerfs constitue la
sensibilité, et celle des muscles l'irritabilité. De ce que
vous ignorez toutes ces choses, il ne s'ensuit pas que je
doive les ignorer aussi, et qu'elles ne soient pas vraies.
Vous dites encore : « Nous ignorons même la nature de
» l'électrique ». Eh ! que savez-vous vous-même des principes primitifs de la nature ? Il n'y a point de bonne foi à
venir opposer l'ignorance de la nature d'un principe, par
cela même qu'il est principe, à la connoissance des effets
qu'il concourt à produire, pour faire mettre ceux-ci en
doute, parce qu'on ne le connoît pas. Vous ajoutez cependant que l'électrique ne peut être que le phlogistique
de Sthal. Si vous ne savez ce qu'il est, comment pouvez-
vous dire qu'il est autre chose que lui-même ? Mais j'ai
ici lieu d'être encore bien étonné de votre défaut de bonne
foi : vous avez lu ma théorie, il n'y a nul doute, puisque
vous l'affirmez dans le n°. 11 de votre lettre. Vous y avez
donc lu, à la pag. 13, cette proposition affirmative, très-
remarquable pour les hommes instruits : *L'électrique est
ce même fluide déjà admis par Sthal, sous le nom de
phlogistique ;* vous l'avez lu, et vous vous présentez
avec assurance à vos lecteurs comme ayant pressenti le
premier une pareille identité !.... Ce n'est pas après avoir
donné quelques loisirs à suivre mes leçons et à la lecture
des livres de chimie, que l'on peut apercevoir une vérité
de cet ordre. Je me dispenserai, par respect pour moi-
même, de qualifier votre prétendue découverte dans les
termes qui lui seroient propres.

Plus tard que moi, l'illustre auteur de l'article *Electri-*

*cité*, du *Dictionnaire des sciences médicales*, a considéré l'électrique sous le même rapport que je l'envisage depuis plus de quarante ans, époque des premiers cours de chimie que j'ai donnés à Bordeaux. J'ai tout lieu de penser que cet académicien célèbre n'avoit pas lu ma *Théorie de la nature*; lorsqu'il a rédigé le savant article que j'ai cité; et s'il n'a pas tiré du principe organisateur (l'électrique) les mêmes conséquences que moi, ce ne peut être que parce qu'il n'avoit pas eu le temps de se faire une masse d'observations pareilles à celles que mes travaux m'ont procurées.

Quoique j'ignorasse, lorsque ma théorie fut imprimée, l'existence du mode de l'électricité humide, ou galvanique, ou physiologique, elle n'en prouve pas moins que l'électrique est en effet le principe organisateur de la nature. Le mode d'électricité sèche, seule manière dont j'eusse alors envisagé l'électricité, ne pouvoit conduire à la découverte de cette loi (que je dois à l'électricité humide): *Dans tout changement de nature des corps, il y a dégagement ou absorption d'électricité physiologique* : dégagement, dans tous les changements de la nature des corps par les fonctions de la vie *nutressible*, et absorption, dans quelques changements de nature opérés par l'action chimique. Le dégagement de ce fluide par le cerveau pendant la vie *nutressible*, est le moteur des fonctions animales, et celui qui n'est pas nécessaire à ces fonctions, s'échappe par nos extrémités, en formant la polarité dont j'ai parlé à la pag. 5 de ma première lettre.

De ce que les nerfs et les muscles forment dans les animaux pendant leur vie, et plusieurs minutes après leur mort, un appareil voltaïque, que les muscles sont irritables, que les nerfs ne le sont pas, et que l'électricité galvanique excite prodigieusement les muscles, j'en conclus que l'électricité nerveuse, dirigée par la volonté dans les fonctions naturelles de la vie, met en mouvement l'électricité des muscles, d'où naissent leurs fonctions. Quoique la volonté ne paroisse pas agir sur les muscles creux ou intérieurs, on ne doit pas en inférer que ces muscles ne doivent pas à l'électricité nerveuse le mécanisme de leurs fonctions.

Si, comme on n'en peut douter, les fonctions de la vie sont dues à l'électricité nerveuse, la mort seroit la cessation de l'action de cette électricité, qui est produite ou dégagée par les nutritions cérébrales, et conduite par les nerfs.

De cette manière de considérer la vie et la mort, naîtroit la plus étonnante fertilité d'application à la physiologie. Le sommeil naturel le plus profond, par exemple, seroit dû à l'absorption entière de l'électricité nerveuse par les muscles creux, ce qui augmenteroit leurs fonctions pour les nutritions nécessaires aux réparations. On conçoit que la force du sommeil seroit comme celle de l'absorption de l'électricité nerveuse par ces muscles, et les différentes espèces de nutritions, comme la quantité de cette électricité que chaque organe recevroit.

Le sommeil léthargique seroit dû à une foible nutrition d'électricité nerveuse, qui ne pourroit qu'entretenir les fonctions du cœur et des poumons, jusqu'à ce que l'inanition amèneroit la mort, si on ne parvenoit pas à faire cesser ce sommeil.

Le somnambulisme naturel et magnétique seroit (l'organe cérébral excepté) le sommeil des organes de la tête (1).

Les paralysies ne seroient que le sommeil plus ou moins profond des parties; l'électricité nerveuse n'y seroit reçue que dans une quantité insuffisante pour les éveiller, ou pas du tout, selon l'intensité du sommeil partiel) : les apo-

---

(1) Ce somnambulisme factice donne naissance à une foule d'effets intellectuels étonnants; et si tout ce qu'on dit du somnambulisme magnétique est vrai, on seroit forcé de convenir que, pour ceux qui l'éprouvent, la pensée du magnétiseur seroit un corps solide qui frapperoit le nouveau sens développé par le sommeil des yeux, de l'odorat, de l'ouïe et du goût.

plexies seroient occasionnées par la cessation plus ou moins grande et plus ou moins rapide, non-seulement de la nutrition cérébrale, qui fait ou dégage l'électricité nerveuse, mais encore par la diminution progressive des autres nutritions : elles ne seroient, à proprement parler, qu'une paralysie générale qui seroit plus ou moins longtemps à se former, à s'arrêter, ou à conduire au sommeil léthargique et au sommeil éternel.

La plus ou moins grande quantité d'électricité musculaire, seroit aussi la cause de plusieurs autres maladies : la moelle épinière est l'organe de cette électricité.

L'élaboration ou le dégagement de ces deux modes d'électricité, donneroit lieu à quelques hypothèses assez remarquables. Qui ne sait que les nutritions sont, en général, en raison de la capacité des organes qui les font ? Donc, plus l'organe cérébral et l'organe vertébral auront de capacité, et plus ils élaboreront d'électricité : les facultés intellectuelles seroient donc comme la grandeur de l'organe cérébral, et la force musculaire comme la grandeur de l'organe vertébral. Aussi ai-je remarqué, relativement à cette dernière hypothèse, que la force individuelle dans chaque espèce, étoit comme la grosseur de la colonne vertébrale et de la moelle qu'elle contient. Quant à la première hypothèse, peut-être pourra-t-on en tirer des inductions pour le développement des idées et l'effet des passions, et peut-être aussi pourroit-elle donner de nouveaux degrés de probabilité à quelques observations du docteur Gall.

La manière de considérer les fonctions de la vie, que je viens d'offrir, pourroit, ce me semble, amener une nouvelle classification de toutes les maladies qui ne seroient pas dues à des vices organiques, et aux maladies purement chirurgicales. Je recevrois un prix bien flatteur de mes travaux, si la courte esquisse que je viens de tracer des principaux phénomènes de la vie, expliqués par les deux modes d'électricité physiologique, pouvoit mettre des médecins, habiles d'ailleurs, à même de franchir l'énorme distance qui sépare la médecine humorale de la médecine de l'irritabilité (1).

---

(1) Un médecin à qui j'avois communiqué les vues que je viens d'émettre, a dressé, sur la demande que je lui en ai faite, un tableau des maladies qu'il attribue à la sensibilité et à l'irritabilité ; il les a classées comme ci-après, en mettant à la place de sensibilité et d'irritabilité, les deux modes d'électricité vitale qui leur correspondent.

#### CLASSE PREMIÈRE.

*Maladies qui dépendent de la suspension partielle ou générale de l'électricité animale des nerfs de l'encéphale, avec perte des mouvements volontaires.*

Paralysie.
Apoplexie.
Syncope épileptique ou apoplexie temporaire.
*Carus, cataphora, coma,* léthargie, sommeil ou engourdissement par le froid (\*), etc., etc., etc.

#### CLASSE II.

*Maladies qui dépendent de la suspension momentanée de l'électricité animale dans les régions des nerfs et de la vie animale, et de la vie organique ou automatique.*

Syncope par défaut du *stimulus* de distension, par la frayeur, etc., etc.

#### CLASSE III.

*Maladies qui sont dues au défaut ou suspension partielle de l'électricité animale de quelques organes de l'encéphale, sans atteinte aux mouvements volontaires.*

La perte de la mémoire : amnésie complète.
La difficulté de se rappeler des noms propres : amnésie partielle.
La perte du souvenir des actions de la veille, tandis qu'on garde la mémoire des temps reculés et des premiers âges.
La suppression, addition ou transposition des lettres d'un nom.

(\*) Le *sommeil parfait* ne doit pas être considéré comme maladie ; il n'est que le repos de tous les actes des fonctions animales et des mouvements volontaires, afin que la nature puisse accomplir l'importante fonction de la solidification des principes nutritifs dans les divers tissus.

Le *sommeil imparfait* ou les *rêves*, ne sont que l'état d'action de quelques facultés animales, tandis que d'autres facultés sont endormies. Les *rêves* accompagnés de mouvements volontaires bien ordonnés et bien suivis, constituent le *somnambulisme* : ces deux états cependant, lorsqu'ils deviennent incommodes et épuisent les forces, méritent d'être considérés comme maladies appartenant à la classe 4°.

3°. Vous me faites dire, dans cet article, que « je ne puis
» croire que des hommes sincères et savants aient pu se

La perte enfin de quelques autres qualités intellectuelles dont
la succession des idées n'obéit plus à la volonté.

### CLASSE IV.

*Maladies qui sont dues à l'excès de l'électricité animale dans un ou*
*plusieurs organes de l'encéphale.*

Erotomanie.
Ennui de vivre.
Priapisme amoureux.
Onanisme jusqu'à la mort.
Mélancolie, manie, et tous les types de folie.

### CLASSE V.

*Maladies qui sont la suite des irradiations désordonnées et violentes*
*de l'électricité animale de l'encéphale sur les muscles ou organes*
*assujettis à la volonté.*

*Trismus.*
Tétanos.
Epilepsie (*).
Danse de Saint-Weit.
Asthme convulsif (**), etc., etc.

### CLASSE VI.

*Maladies qui sont la suite des irradiations irrégulières, partielles ou*
*générales de l'électricité animale des nerfs de la moelle épinière.*

Palpitation du cœur.
Dyspepsie.
Affections spasmodiques sans fièvre, etc. etc.

### CLASSE VII.

*Maladies qui sont originaires de l'excès ou du défaut de l'électricité*
*animale de la fibre contractile ou irritable des différents tissus où*
*siégent les fièvres.*

Fièvre angiothénique.

(*) Dans l'état de maladie, la nature emploie tous les efforts de la volonté, pour se
débarrasser de la douleur et de l'état de gêne ; de sorte que dans la vitesse étonnante des
mouvements volontaires, il nous est absolument impossible d'y reconnoître aucune déli-
bération.

(**) Les nerfs, conducteurs de l'électricité animale, la puisent dans les régions ou
centres d'où ils naissent. Ainsi les phénomènes mécaniques de la respiration s'exercent sous
l'influence des nerfs de la huitième paire, qui prennent leur source dans le cerveau.

» faire illusion sur les effets singuliers et les guérisons
» opérées selon eux par l'imposition des mains (magné-
» tisme animal ) ».

---

Fièvre adynamique.
— muqueuse, etc., etc.

### CLASSE VIII.

*État inappréciable de l'électricité animale de la fibre contractile ou ir-*
*ritable dans les différents tissus qui sont le siége des maladies lo-*
*cales.*

Mélicéris.
Panaris.
Anthrax.
Maladies cutanées, etc., etc.

---

### CLEF NOSOLOGIQUE.

Le galvanisme ou électricité animale qu'exercent les différentes
parties des corps organiques les unes sur les autres, nous porte à
croire qu'il est la cause de toutes les qualités propres des tissus et
de leur principe vital. Le galvanisme ajoute maintenant un grand
poids à l'irritabilité d'Haller, et détruit de fond en comble l'opinion
sur l'identité de l'irritabilité et de la sensibilité. On sait aujour-
d'hui, d'après les expériences importantes d'Humboldt, que le galvanisme n'agit que sur la matière organique douée de sensibilité,
et jamais sur celle qui n'est qu'irritable. Ainsi, avec le galvanisme,
on reconnoît l'existence de la fibre sensible dans toutes les classes de
vers nus, et jamais sur les plantes; et pour faire contracter le cœur
des animaux récemment tués, il faut communiquer le fluide galvanique aux nerfs qui vont se distribuer dans ce muscle creux. De là,
il semble qu'on pourra affirmer sans témérité que les nerfs déchargent
l'électricité animale sur les muscles. On sait d'ailleurs, d'après les
expériences convaincantes de M. Legallois, que dans l'animal il y a
autant de centres de sensations, qu'il y a de régions dans les organes
qui fournissent des nerfs. Ces expériences ont confirmé l'opinion
émise d'avance depuis quelques années par les célèbres physiologistes Gall et Spurzheim, qui, par des coupes nouvelles, avoient
découvert que le cerveau ne se prolonge, ni dans les nerfs des sens,
ni même dans la moelle épinière, et que chaque système nerveux ne
fait qu'un appareil propre et particulier, dont l'enchaînement avec

 - Ce seroit me faire dire une absurdité avec ce qui se rattache dans ma lettre à cette citation. Voici ce que j'ai dit pag. 5, ligne 8 :

« Je suis persuadé depuis long-temps, que tant d'hom-
» mes sincères et savants n'ont pu se faire illusion sur les
» effets singuliers et guérisons opérées par, etc. ».

Le néant et l'existence ne sont pas plus opposés que ce que j'ai dit et ce que vous me faites dire ; car j'affirme ce que vous prétendez que je nie. C'est ainsi que vous m'attribuez une absurdité pour vous donner le mérite apparent de la relever. Est-ce par des démonstrations de cette évidence que vous devez me contraindre à m'écrier : *Mon adversaire a raison ; je me suis complétement trompé* ?

---

les autres systèmes nerveux, explique parfaitement leur influence réciproque. Le fluide galvanique donc doit avoir pour siége le cerveau, les nerfs des cinq sens et la moelle épinière. Le cerveau est d'abord l'atelier des sensations morales et intellectuelles. Il se compose d'autant d'organes qu'il y a de facultés fondamentales ; il détermine tous les actes des fonctions animales, dirige les mouvements volontaires, et renforce les mouvements de la vie organique. Plusieurs arguments nous prouvent que la préception des impressions et la mémoire même de ces impressions, existent dans les nerfs des cinq sens : d'ailleurs, l'atrophie ou la destruction d'un appareil nerveux, c'est-à-dire, d'un sens entier qui est détruit tant à l'extérieur qu'à l'intérieur, toutes les idées qui s'y rapportent, sont perdues et rendues impossibles. ( *Classe* 3e. ). La moelle épinière transmet immédiatement la vie au tronc, et donne le mouvement au cœur par l'intermédiaire du grand nerf sympathique. Fontana a prouvé auparavant ce que l'expérience a confirmé depuis ; et si l'on peut prolonger la vie dans le tronc décollé, en insoufflant de l'air dans les poumons, la destruction aussi d'une partie de la moelle épinière tue plus promptement le corps, et arrête plus tôt les mouvements du cœur que ne le fait la décollation, et la suppression même du cerveau n'affecte point l'organe principal de la circulation. C'est ainsi que l'on peut expliquer comment le cœur est affecté par les passions, sans dépendre immédiatement du cerveau ; c'est ainsi que le langage familier des qualités attribuées au cœur, et *la mémoire du cœur* ou définition de reconnoissance donnée par le sourd-muet, trouvent leur explication naturelle et analytique.

que vous devez me forcer à reconnoître que je ne suis qu'un pédant, et que vous êtes un homme de génie ?

« Pour vous convaincre, ajoutez-vous, jusqu'à quel » point vous êtes dans l'erreur, prenez la peine de lire » l'article *Taumaturgie médicale*, dans la savante *His-* » *toire de Médecine*, par Sprengel, tom. 6, pag. 81 ».

Mais vous-même, Monsieur, l'avez-vous lu, en écrivant cette invitation ? Je ne puis le penser, car vous auriez vu que ce passage appuie, au lieu de le combattre, ce que vous me faisiez dire ; et dans ce cas, je vous répondrois ce que vous savez bien mieux que moi sans doute, vous qui me donnez hors de propos, quelques lignes plus bas, une leçon de logique, qu'une proposition improbative trop générale, prouve rarement contre les faits particu- liers. Si je pouvois me résoudre à vous taxer de charla- tanisme, je dirois, que présumant que moi, ni aucun de vos lecteurs, ne recourroit à Sprengel, vous avez ha- sardé de me l'opposer, dans la ferme croyance que vos lec- teurs et moi nous nous en tiendrions à votre jugement sur parole, et que je demeurerois atteint et convaincu d'erreur dans mon esprit et dans le leur. Il en a été autrement. Je vous prie, en outre, de croire que je n'avois pas besoin de relire Sprengel pour me rappeler qu'il a dit à la pag. 93 du volume que vous citez, *que le magnétisme animal doit être relégué dans la classe du mysticisme de l'art de guérir*, que vous connoissez très-bien.

4°. « Dans plusieurs articles de votre lettre, vous pro- » cédez, me dites-vous, par interrogation ; ce qui n'est » pas certitude ». Aussi, Monsieur, n'ai-je donné mes propositions sous forme interrogative, que pour des con- jectures ; dès-lors, ce que vous ajoutez est hors de propos.

Avant d'aller plus loin, je vais faire un rapprochement qui vous prouvera la malveillance, s'il ne prouve le man- que de bonne foi. « Le mot *peut-être*, dites-vous à l'art. » 2, qui se trouve dans la phrase de Hallé, que vous avez » copiée, prouve que le docteur Hallé est un véritable sa-

» vant, puisqu'il s'abstient du ton dogmatique ». Et lorsque
c'est moi qui exprime des doutes sous la forme interrogative et dubitative, vous venez m'en accuser, et croyez
avoir détruit la présomption de vérité que renferment mes
doutes, en m'objectant qu'ils ne sont pas des certitudes.
Est-ce ainsi que l'on fait preuve de bonne logique? Si
je voulois prendre la peine de résoudre la question, j'es-
sayerois de vous suivre sur votre terrain, mieux que vous
ne m'avez suivi sur le mien.

Vous avez dû être convaincu, plus que personne,
que ce n'étoit pas à vous que je devois adresser mes inter-
rogations. Vous me l'auriez prouvé, si je n'en avois été
assuré, en n'abordant pas le fond pour ne vous atta-
cher qu'à la forme. J'ai exposé des doutes en vous écrivant, il est vrai, sans avoir dû m'attendre qu'ils pourroient être éclaircis par vous; et c'est pour cela que j'ai
fait imprimer ma lettre. Vous devez avoir déjà vu dans plusieurs passages de ce mémoire, pourquoi je ne devois pas en
effet m'y attendre. Mais faut-il donc que je vous apprenne,
moi qui suis si ignorant en logique, qu'il y a deux espèces de doutes; l'un, le doute hypocrite, qui ne sert qu'à
dérober l'ignorance en se donnant un vernis scientifique,
(il ne me faudroit pas prendre beaucoup de peine pour
vous en produire plusieurs exemples); l'autre, le doute phi-
losophique, enfanté par des aperçus et des analogies qui
font entrevoir des résultats immenses, mais qui ne sont
pas encore appuyés d'assez de faits pour être offerts comme
certains. Je laisse aux hommes instruits par une autre faculté que celle de la mémoire, à classer vos doutes et les
miens.

5°. « Vous avancez, me dites-vous, que nos deux
» mains ont la polarité de la pile voltaïque. Des faits cu-
» rieux entrevus, mais non pas tout à fait, par le célèbre
» Barthez, semblent appuyer cette assertion, mais cela
» n'est pas démontré ».

Oui, Monsieur, il est certain que nos deux mains ont

la polarité de la pile voltaïque, et j'ai découvert que cette polarité étoit due aux deux modes de l'électricité physiologique. Mais quand je dis que mes observations et mes expériences, dont la dernière étoit rapportée, me l'avoient démontré, il n'y a pas d'honnêteté à venir me dire, *vous avancez;* mais il y a de la présomption à croire me forcer de convenir que je me suis complétement trompé, en m'opposant cette prétendue et seule objection : *Il est donc permis d'avoir encore des doutes.* Mais d'où vient que lorsque vous niez cette vérité, parce que j'affirme l'avoir découverte, vous prétendez néanmoins que Barthez l'a entrevue ? Barthez n'a rien dit ni écrit d'où l'on puisse inférer qu'il a entrevu cette polarité, et qu'elle étoit due aux deux modes de l'électricité vitale ! Ce que j'aurois à dire sur le motif secret qui vous rend si soigneux à tout employer pour m'enlever le fruit de mes travaux, seroit trop dur pour vous : il n'est aucun de mes lecteurs qui n'y supplée, et c'est assez pour moi.

La réputation de Barthez a été assez justement acquise, pour qu'elle n'ait pas besoin que vous vinssiez l'enrichir d'une découverte qui m'appartient. Ce médecin célèbre a fait une heureuse application d'un principe qu'il a nommé *principe vital*, sans autre définition, dont l'existence a été soupçonnée de toute l'antiquité savante, et désignée sous une infinité de dénominations. (J'ai indiqué depuis long-temps ce principe, c'est l'*électrique* ). Le savant Barthez a dit, dans ses *Nouveaux élémens de la science de l'homme :* Les principes de vie sont universellement répandus. La vérité de cette vaste vue a été démontrée par l'une des plus belles découvertes dont les siècles puissent se glorifier, par le galvanisme, qui a démontré dans les nerfs et les muscles l'existence de l'électrique, modifié de deux manières. Les prodiges qu'opère ce fluide m'entraînent malgré moi, pour transcrire ici le très-rapide tableau ( extrait de ma théorie ) de ce qu'a fait le temps avec la

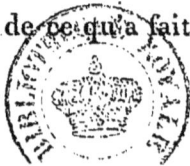

lumière et l'eau, précédé de mon hypothèse sur la formation des systèmes solaires ; mais cet extrait a besoin d'une
courte introduction, et ce que j'ai à faire remarquer sur
un passage de votre dixième observation, va lui en servir.

Vous y établissez que je n'admets qu'un seul principe,
parce que j'ai dit que ma théorie est tout électrique : ce
que vous ajoutez est en partie plus remarquable encore
par la fausse application que vous en avez fait, que par
la justesse des idées. Je suis un peu embarrassé pour qualifier avec précision l'étrange erreur qu'il vous plaît de
m'attribuer. Dirai-je qu'elle est l'expression de la plus in-
signe mauvaise foi ? Mais une ignorance absolue pourroit
seule m'attribuer une pareille absurdité. Un seul principe !.... Hors l'intelligence infinie, qui peut tout créer
par un seul acte de sa volonté, un être unique, un seul
agent peut-il produire quelque chose ?.... Pourroit-il être
un principe, dès qu'étant seul il ne pourroit rien produire ? Vous convenez cependant, dans votre onzième
observation, que vous avez lu ma théorie : vous ne pouviez donc pas ignorer que j'y avois dit, pag. 3 : « Au
» moment désigné de tout temps par l'éternelle sagesse,
» il sortit du néant trois principes matériels : le calo-
» rique, l'électrique, et la terre ou principe inerte ». Et à
la pag. 5 du plan raisonné du cours de physique et de
chimie de l'école centrale de Bordeaux ( que je vous don-
naï la première année de cette institution ), vous avez lu
à la pag. 5 : « A l'époque où Newton publia sa philoso-
» phie, on auroit dû abandonner toute autre hypothèse
» pour s'en tenir à ses principes ». Cet homme divin, après
avoir interrogé la nature et le temps, dit « qu'il est pro-
» bable que Dieu a formé la matière en particules mas-
» sives, qui jouissent de la force d'inertie, en outre de la
» mobilité, et sont mues par un principe actif, tel que ce-
» lui de la gravité.
» Ce sublime philosophe étoit trop grand logicien, pour
» avoir voulu dire qu'une seule matière, *principe*, fût

» douée de ces trois qualités. Il est, ce me semble, très-
» naturel de penser que trois principes, au moment de leur
» création, ont été pourvus chacun en particulier d'une
» de ces qualités qui forment leur énergie particulière.

» Sans le principe passif de Newton, rien ne seroit pal-
» pable; sans le principe actif, il n'y auroit eu aucune
» combinaison des principes, et sans un principe organisa-
» teur, rien n'auroit eu aucune détermination.

» Les trois principes que Newton a voulu désigner, sont
» donc ceux que j'ai admis dans ma *Théorie de la na-*
» *ture*, sous le nom de *principe inerte* ou base du cris-
» tal de roche, de *calorique* ou principe de fluidité, et
» d'*électrique* ou principe organisateur ».

Le livre 1er. de ma théorie prouve que les trois principes de Newton, qui sont aussi les miens, furent, en
naissant, soumis à la loi de la gravitation, qui n'est peut-
être due qu'à l'action combinée du principe inerte et du
principe organisateur; que cette loi fit les deux premières
combinaisons qui aient existé; d'un côté, la combinaison
du calorique avec l'électrique, d'où résultèrent les globes
de lumière ou les soleils; et de l'autre, la combinaison
du calorique avec le principe inerte, d'où résultèrent des
globes d'eau ou les planètes.

Ce livre est terminé ainsi : « J'ai tout dit sur les com-
» binaisons premières. Quatre causes ont ensemble formé
» le système immense de l'univers, et voilà déjà parfait
» le grand œuvre de la création. Le créateur n'a plus be-
» soin d'agir; et la féconde simplicité des causes qu'il
» vient de créer, lui répond désormais de l'existence de
» tout ce qui doit être un jour. Déjà la gravitation a peu-
» plé de globes les déserts de l'espace; déja brillent dans
» son sein des milliards de soleils, dont les émissions bien-
» faisantes y vont semant partout la lumière et la vie; déjà
» chacun d'eux tourne rapidement sur son centre, et ce
» centre immobile occupera toujours dans l'espace le point
» où le plaça dès le premier instant l'invariable et infailli-

» ble loi de la gravitation. Autour de chacun de ces glo-
» bes éclatants, tous centres nés de systèmes, à raison de
» leur masse et de leur destination, les masses aqueuses,
» inégalement mais toujours sagement distribuées, par-
» courent leurs orbites ; et malgré les efforts des courants
» caloriques, malgré leur axe sans cesse oscillant sur leur
» centre, malgré les effets attractifs des masses co-systé-
» matiques souvent se croisant dans leur course, leur
» marche et leurs retours seront toujours les mêmes ; nous
» trouverons à chaque instant leur centre dans l'étroit
» sentier que lui prescrivirent, dès l'origine, les vastes et
» rapides combinaisons du seul être incapable d'errer.
» Déjà nous voyons avec un respectueux effroi ces mêmes
» causes qui produisirent tout, se préparer à tout détruire
» un jour. Leur auteur ne voulut pas sans doute, ou peut-
» être ne put, malgré tout son pouvoir, rien faire d'éter-
» nel comme lui. Mais quittons ces affligeantes idées, pour
» reporter nos yeux sur cet ordre majestueux dont ce li-
» vre 1er. nous indique les causes. La matière et le mou-
» vement sont éclos du néant : tout se meut, tout agit,
» mais rien ne vit encore. Si déjà la raison s'étonne et se
» confond à l'aspect de ce nombre infini de globes mûs si
» régulièrement et si *durablement* en vertu de l'unique
» loi de la gravitation, de quel œil verra-t-on ces magni-
» fiques scènes, ces prodiges si continuels et si multipliés
» que je décrirai dans le livre suivant ? Les végétaux et
» les volcans firent plus encore avec les matériaux que la
» nature leur ordonna d'élaborer, qu'elle-même n'avoit
» fait avec ces premières causes dont nous venons d'ad-
» mirer les effets ».

---

*Tableau raccourci des combinaisons secondaires, et de
leurs plus importants effets.*

« Au moment où nous considérons la nature, les mil-
» liards de systèmes dont il plut au créateur de peupler

» l'espace, sont déjà séparés, et chaque globe ordonné
» par rapport au système dont il fait partie. Mais on con-
» çoit aisément que touchant de si près à l'époque des
» combinaisons premières, tous ces globes sans exception
» contiennent encore une immense quantité de calorique
» surabondant, d'où résulte le plus haut degré de chaleur
» dans leur température. La durée du refroidissement sera
» proportionnelle aux masses, et ce n'est qu'avec le temps,
» que les efforts accélérés et constants de la gravitation
» feront refluer dans l'espace ce calorique excédant, qui,
» sans cet obstacle, iroit sans cesse augmentant le dia-
» mètre des globes jusqu'à les réduire en vapeurs, ou du
» moins conserveroit à chacun d'eux un volume destructif
» des proportions fixées par les projets de l'éternel archi-
» tecte.

» Le premier résultat de cet état de vapeur et d'in-
» candescence où tout se trouvoit alors, fut l'air inflam-
» mable, produit, comme on le prouvera plus bas, par
» l'action de l'eau vaporisée et de la lumière échauffée
» à l'excès. Il résulta de cette union un mélange parfai-
» tement huileux, ou, ce qui revient au même, une subs-
» tance combustible. Cette séparation du calorique et de
» l'électrique dut se faire avec une rapidité dont l'art. 23
» vous indique la cause.

» Quand enfin la lumière et l'eau refroidies cessèrent de
» produire l'air inflammable, cet air, ou, pour me servir
» des expressions de l'auteur de la *Genèse*, dont les pro-
» fondes connoissances physiques percent souvent à travers
» les voiles orientaux dont il les enveloppa, *cet esprit de*
» *Dieu qui étoit porté sur les eaux*, se combinant avec la
» lumière et l'eau, fit éclore les premiers végétaux. Ils ne
» durent être, et dans le fait ne furent autre chose que
» ces substances herbacées que nous voyons tous les jours
» naître, sans semence comme sans effort, sur la surface
» des eaux, dans les lieux abondants en cette espèce d'air
» dont je viens de parler.

» De la combinaison de l'eau, de la lumière et de l'air
» inflammable, résulta nécessairement un excès de prin-
» cipe de fluidité, c'est-à-dire, de calorique. De cet excé-
» dant inutile à la végétation, une partie s'élança dans
» l'atmosphère, pour y conserver la chaleur nécessaire à
» sa destination. L'autre partie se combinant dans le sein
» même des végétaux avec l'eau surabondante, y forma
» de l'air pur tout le temps que la lumière intervint dans
» son action; et de l'azote, quand il fut privé du secours
» de ce brillant intermède. Les végétaux lâchant l'un et
» l'autre à mesure qu'ils le faisoient, et, si l'on veut me
» permettre cette expression peut-être trop peu noble,
» suant le jour de l'air pur, et la nuit de l'azote, produi-
» sirent ainsi cet air respirable qui enveloppe aujourd'hui
» notre planète. Ce qui pour lors arriva, n'a cessé depuis
» d'arriver chaque jour, chaque heure, chaque minute.
» Les combinaisons premières n'ont eu qu'un temps; mais
» les combinaisons secondaires, et partant leurs effets,
» sont de tous les moments.

» Les premiers végétaux naquirent à la superficie des
» eaux, dont nul souffle encore ne troubloit la tranquillité.
» A mesure qu'ils crûrent et devinrent plus compactes,
» leur poids les entraîna vers le centre de ces globes
» aqueux, dont d'abord ils tapissoient la surface. Leurs
» débris formèrent à la longue, autour de ce centre, di-
» verses enveloppes de matière végétale que l'eau décom-
» posa. De ces décompositions continues, et aussi parfaites
» qu'on les doit toujours attendre du temps et des moyens
» que la nature emploie dans ses opérations, il résulta
» sans doute tout ce qui pouvoit en résulter, l'acide élec-
» trique (1), l'argile, la chaux, les bases métalliques, et
» des amas d'huile et de mucilage, seules matières com-
» bustibles, par qui l'eau voisine, dépouillée du principe

_____

(1) J'entends par *acide électrique*, ce que les nouveaux nomen-
clateurs ont appelé *acide carbonite*.

» de fluidité dont elles s'emparèrent, forma la silice en
» se cristallisant. La multiplicité des combinaisons dut,
» aidée par le temps, rassembler toute sorte d'amas plus
» ou moins considérables, plus ou moins isolés. Partout
» où la matière combustible abonda, il en résulta ces chan-
» gements d'état si surprenants et si variés, n'ayant sou-
» vent de commun que la chaleur qu'ils produisent tou-
» jours, de qui d'ailleurs la cause immédiate est encore
» le secret du créateur, et qu'on est convenu de désigner
» par le mot générique de *fermentation*. Cette fermenta-
» tion fut en raison des masses, et vous concevez quelle
» active chaleur sortit du sein de ces monceaux prodi-
» gieux. Tandis qu'elle embrasoit au loin tous ses envi-
» rons, l'eau qu'elle y rencontra, dilatée à l'excès, pous-
» sant également et dans tous les sens la matière amollie
» et presque liquéfiée, forma d'énormes boursoufflures,
» dont l'art de nos verriers offre une foible image, quand
» à l'aide d'un tube, introduisant de l'eau dans le sein du
» verre amolli par le feu, ils y forment à leur gré un vide
» plus ou moins étendu. Ces boursoufflures finirent rapi-
» dement par s'élever bien au-dessus des eaux. La partie
» inférieure qu'elles baignoient, se refroidissoit déjà, tan-
» dis que la supérieure, toujours brûlante et molle, con-
» tinuoit de céder à la force expansive de l'eau dilatée.
» Ses efforts percèrent enfin, dans le point le plus haut,
» l'enveloppe qui gênoit leur activité ; et vous voyez déjà
» tout formés les parois du volcan ainsi que son cratère.
» La forme primitive de ces masses effrayantes fut celle
» d'un cône tronqué, reposant sur sa grande base, telle
» que l'offre aujourd'hui l'Etna et tous les grands vol-
» cans que n'a point sensiblement déformés le temps, dont
» les ravages moins rapides que les leurs, mais plus vastes
» encore, n'épargnent pas même ces colosses terribles.
» Tant que l'eau dilatée à l'excès s'efforça vainement
» de s'ouvrir un passage, de continuelles et violentes
» secousses ébranlèrent le globe dans tous ses points ; ses

» entrailles furent déchirées ; l'air et l'eau furent boule-
» versés par les ouragans et les trombes. Dans le même
» temps, son sein s'enrichit de nouvelles substances. Par-
» tout où la chaleur fut violemment exaltée par les va-
» peurs de l'eau, il offrit un vaste creuset où les sels vé-
» gétaux furent transformés en soufre ainsi qu'en d'autres
» sels, où les principes métalliques fondus se changèrent
» en métaux bouillonnants. Ailleurs où l'action de l'eau
» fut nulle ou peu sensible, il fit l'office d'un immense
» alambic, dans lequel les matières combustibles, subli-
» mées par la chaleur, se résolurent par la distillation en
» bitumes.

» Quand enfin la vapeur, qui sans cesse redoubloit ses
» efforts, vint à s'ouvrir un passage à travers la voûte
» qui la comprimoit, les convulsions du globe cessèrent
» tout à coup. Le volcan vomit au loin des torrents de
» flamme, de cendre, d'eau brûlante, de soufre, de sels,
» de matières embrasées et fluides, et de blocs calcinés.
» Cette première explosion de l'eau dilatée dans le sein
» du globe, produisit sans doute à la fois, ou bien près,
» l'un de l'autre, plusieurs volcans. Mais je ne considère
» leurs effets qu'au moment où la surface du globe offrit
» pour la première fois des inégalités et des parties de
» terre. La végétation déploya toute sa puissance produc-
» tive, dès qu'elle trouva un sol capable de supporter le
» poids des cèdres et des chênes. Dès-lors la partie solide
» du globe s'accrut de jour en jour ; de toutes parts les
» matières combustibles se multiplièrent dans son sein,
» et avec elles les volcans et les montagnes, qui de proche
» en proche l'embrassant de leurs vastes racines, finirent
» par former en sens divers, autour de lui, des chaînes
» contiguës. Leurs cimes et leurs flancs se couvrirent d'é-
» normes végétaux, qui sans cesse aspirant l'eau pour la
» réduire en matière solide, chaque jour préparèrent de
» nouveaux sols pour les travaux de la végétation.

» Les volcans et les végétaux avoient déjà rendu notre

» globe capable de recevoir les immenses et nombreuses
» familles d'animaux terrestres destinés à l'habiter un
» jour. L'existence des animaux aquatiques pût sans doute
» précéder de beaucoup celle de ces premiers, puisque le
» globe fut presque, dès l'origine, habitable pour eux, et
» qu'ils purent se nourrir des premiers produits de la vé-
» gétation. Leur aînesse d'ailleurs me semble évidemment
» prouvée par ces ossements de grands cétacées, ces dé-
» bris testacées et ces dépouilles marines de toute espèce,
» que nous trouvons avec admiration sur le sommet des
» volcans éteints le plus anciennement. Qui ne voit qu'au
» moment de ces énormes et subites boursoufflures pro-
» duites par l'eau vaporisée, elle dut, avec le fond qu'elle
» souleva tout à coup, transporter au-dessus de la surface
» des eaux qui le couvroient, tout ce que ces eaux conte-
» noient dans leur sein ? Que penser après cela des prodi-
» gieux efforts, et, si j'ose ainsi parler, des tours de force
» qu'ont fait des physiciens célèbres, pour expliquer aussi
» péniblement que peu vraisemblablement, un phéno-
» mène dont à présent vous vous rendez si facilement
» compte ? Du reste, quelque ancienne que soit l'existence
» des habitants des eaux, on conçoit aisément qu'elle n'a
» pu précéder celle des végétaux, qui de tout temps ont,
» en dernière analyse, seuls nourri tout être animé. Que
» mange, en effet, le loup même, si ce n'est l'herbe pré-
» parée et modifiée par le mouton qu'il dévore ? Les ani-
» maux terrestres doivent en outre aux végétaux, et l'air
» qu'ils respirent, et le sol qui les porte. Mais quand
» même l'espèce animale auroit pu vivre sans eux, sans
» eux elle n'auroit pu naître. Il n'est depuis le plus petit
» poisson jusqu'à la baleine, depuis le moucheron jusqu'à
» l'éléphant, aucune espèce qui ne leur ait primitivement
» dû la matière même de son existence et de son organi-
» sation. De cette propriété de fermenter, qu'a seule une
» de leurs parties, à la fois combustible et soluble dans
» l'eau, dont j'ai déjà parlé sous le nom de *mucilage*,

» naquit la putréfaction, et de la putréfaction provint
» un genre à part de matière vivante. Mais ici leur puis-
» sance productive atteignit ses dernières limites; ce qui
» restoit à faire exigeoit la toute-puissance du créateur.
» C'est lui qui partout dessina les germes prototypes;
» seul il organisa, seul il sépara pour jamais les différentes
» races dont il avoit décidé l'existence. Il doua chacune
» d'elles d'une puissance énergique et morale, dont seul
» il connoît la nature, et dont ses décrets augustes ont
» invariablement fixé pour chaque espèce l'étendue ainsi
» que la durée. Du reste, le rôle des végétaux, tout bril-
» lant, tout important qu'il est, fut toujours mécanique,
» et leur énergie productive ne s'écarta jamais du cercle
» étroit où l'inscrivirent les combinaisons de l'intelligence
» éternelle et suprême.

    » Je viens d'exposer rapidement les divers changements
» qu'éprouva notre globe depuis le premier instant auquel
» il se mût pour parcourir son orbite, jusqu'au temps où
» l'existence de la race animale termina le grand œuvre
» de la création. Ouvrage tout merveilleux! où l'éclat de
» la fin surpassa la magnificence du début, puisque cette
» fin vit éclore l'homme, etc., etc. ».

    Si pendant l'acte de la végétation l'électrique de la lu-
mière ne prend pas autant de modes qu'il fait de genres
de matières combustibles, qui sont au nombre de quatre,
il y prend au moins les deux modes d'électricité physiologique, s'il est vrai que les arbres magnétisent. De tout
temps les végétaux ont donc élaboré l'eau et la lumière,
pour faire les matériaux de tout produit quelconque pos-
térieur à leur existence : les animaux et les volcans ont
donc fait avec ces matériaux tous les autres produits.

    6°. Vous dites « qu'il n'y a rien d'aussi aisé que d'être
» au courant des nouvelles vues physiologiques, et rien
» d'aussi difficile que d'en faire de *belles* applications ».

    Les applications sont très-aisées, lorsqu'on connoît les
racines de ces nouvelles vues. Pour les extraire, il faut

connoître la charpente des animaux, leurs organes, les opérations qu'ils exécutent, la chimie moderne, la pharmacie et la matière médicale. Cela ne peut s'apprendre dans moins de dix ans, qu'avec beaucoup d'intelligence et *l'expresse condition que la première direction de l'esprit aura été exclusivement tournée vers les sciences dont je viens de faire l'énumération*, et vers celles qui y ont des rapports directs ou indirects. Il faut ensuite deux années d'observations dans les hôpitaux, ou à la suite d'un bon praticien, pour apprendre à faire avec discernement l'application des connoissances médicales acquises pendant les dix années. Mais lorsque jusqu'à l'âge de trente-six ans les études ont été dirigées vers les sciences qui n'ont aucun rapport avec celles qui mettent sur les routes de la pathologie, on ne pourra jamais les aborder, parce que l'esprit revient toujours à ses premières habitudes, surtout à celles de la poésie, aux fables, à la mythologie, etc. Donc, etc..., la clinique d'un tel médecin est bien dangereuse, même pour l'enfance, quoique pourvue de tous les moyens de réparation.

Vous me reprochez d'avoir dit, que depuis le vieillard de Cos jusqu'à nos jours, il n'a existé aucun médecin qui ait été plus doué du génie de l'observation que l'étonnant Bordeu; et pour prouver que cet éloge est sans mesure, vous prétendez que Sydenham et Baillou furent doués à un plus fort degré du génie de l'observation. Cela peut être pour les détails; mais le génie de Bordeu étoit créateur et observateur, et l'on ne peut observer que ce qui a été découvert.

7°. Vous me demandez, « s'il y a une décharge de l'é-
» lectricité des nerfs sur les muscles, ou des muscles sur
» les nerfs ? » Je réponds positivement pour les nerfs, et négativement pour les muscles. « Cela n'est point démon-
» tré, dites-vous, pour ce qui concerne la pathologie ».
Mais n'eût-on rien ajouté aux doutes que j'ai manifestés dans la séance publique de la société de médecine, du 26

Août 1801, qui ont été rapportés à la pag. 4 de ma première lettre, et qu'Aldini a réalisés, ils seroient, je crois, quelque chose pour la pathologie. L'extrait du rapport de la commission de l'Institut, dont j'ai parlé à la même séance, sur les effets du galvanisme, est positif pour la pathologie. Ce que je rapportois à cette séance de l'action ménagée du galvanisme sur l'organe dont l'irritation est tant désirée par ceux qui aiment à vivre beaucoup en peu de temps, est quelque chose d'assez important pour la pathologie. Le changement subit de l'état du malade désigné dans les pag. 1, 2, 5, 6 et 7 de ma première lettre, est assez intéressant pour la pathologie. Enfin, les mouvements que les électricités sèche et humide impriment aux muscles, étant à quelques égards analogues à ceux qu'ils reçoivent par l'effet de la volonté, méritent d'être approfondis pour l'avancement de la pathologie.

8º. « Quelques sujets mordus par un chien, un chat,
» un loup enragés, aboient, miaulent, hurlent comme les
» animaux dont ils ont reçu la cruelle atteinte. Je ne puis,
» dites-vous, expliquer *un peu* ces faits que par une per-
» version des *facultés intellectuelles.* Un auteur ingénieux
» a dit, qu'une idée canine, féline, lupine, tourmente le
» cerveau de ces malheureux. *Cela dit bien quelque*
» *chose,* mais ce n'est pas assez ».

Votre objection, votre réfutation, votre *démonstration tellement évidente,* etc., se trouve toute dans cette dernière phrase : *Cela dit bien quelque chose, mais ce n'est pas assez.* Il n'est personne qui ne convienne que vous avez un genre de réfutation qui n'est qu'à vous seul; néanmoins voici ce que j'ai dit, pag. 9 de ma lettre :

« L'aliénation mentale n'étant pas plus particulière aux
» enragés qu'aux individus qu'on mène au supplice, ne
» peut être attribuée, dans l'un et l'autre cas, qu'à la
» crainte de la mort » : ou, en d'autres termes, cette aliénation n'est pas plus due à ce que vous appelez *virus de la rage,* que l'aliénation des individus qui vont subir

la peine capitale, n'est due à l'instrument du supplice.

La perversion des facultés intellectuelles et l'aliénation mentale, ne sont-elles pas ici la même chose ? Vous n'avez donc fait que reproduire, mais en la délayant dans d'autres mots, la même observation que j'avois faite, en la présentant, il est vrai, sous la nuance d'une objection.

La preuve de la vérité de mon observation, résulte non-seulement de mes considérations physiologiques, mais encore de la remarque d'Andry, rapportée dans ses *Recherches sur la rage.* Il dit qu'un homme se croyant mordu par un chien enragé, éprouva pendant long-temps tous les symptômes affreux de la rage, mais qu'il en fut guéri, après qu'il eut acquis la certitude que le chien qui l'avoit mordu n'étoit pas enragé. Ce malheureux n'auroit pas été hydrophobe, s'il avoit ignoré que dans la rage on avoit ordinairement les liquides en horreur; et il auroit été constipé, s'il eût cru que la rage eût produit la constipation. Le passage que je viens de citer, prouve, ainsi que mille autres que je pourrois rapporter, que l'imagination produit les maux effectifs dont une partie se trouve énumérée dans la note de la pag. 13.

Votre art. 8 continue et se termine ainsi : « Cela peut » être, cela peut n'être pas. Tout bien réfléchi, je suis » plus savant que cet (*ingénieux*) auteur. Je déclare que » je n'en sais rien ».

Est-ce par des éclairs d'esprit aussi éblouissants que vous prétendez vaincre ceux dont vous vous proclamez l'adversaire ? Est-ce en opposant ainsi votre *gravité* à la franchise de l'auteur sans nom que vous invoquez, que vous devez me contraindre à m'écrier *que je me suis complétement trompé ?*

9°. « Selon vous, tout le mal (dans la rage), m'objectez- » vous, réside uniquement dans les poumons ».

*Uniquement !* Vous aviez précédemment dénaturé mon observation, comme vous la dénaturez encore, malgré que j'eusse observé une première fois votre inexacti-

tude dans ma réponse à votre précédente critique, n°. 2.
Je n'ai qu'à rétablir ici cette réponse à votre première
inexactitude, pour répondre avantageusement à la réci-
dive. Voici ce que je vous avois répondu, pag. 8 de ma
lettre.

« Seroit-il possible que lorsque j'ai dit que le resserre-
» ment douloureux de la gorge avoit été dissipé par le
» vinaigre inspiré, je n'aie pas dit aussi que l'irritation
» qui produit la rage, porte aussi sa terrible action sur la
» gorge? » Comment votre conscience n'a-t-elle pas arrêté
votre plume, lorsque vous alliez, après cette observation,
m'objecter une seconde fois que, *selon moi, tout le mal
de la rage réside uniquement dans les poumons?*

J'ajouterai que la crainte qu'éprouvent les personnes
mordues par les animaux enragés, l'horreur pour l'eau,
*le mode de l'organe qui en fait en nous interrompu ou
détruit,* produisent une dessication dans le cerveau et dans
d'autres organes, qu'on a pris pour des lésions rabiques,
qui sont quelquefois plus graves que celles du siége du
mal, que j'affirme résider dans les poumons. Le tétanos,
l'amaurose, les convulsions occasionnées par les vers des
intestins, les affections cérébrales causées par les déran-
gements de la matrice, etc., etc., sont autant d'exemples
des maladies sympathiques.

10°. J'ai répondu, dans l'article ci-dessus, à l'objection
principale de cet article, par laquelle vous me faites dire
que je ne reconnois qu'un seul principe. Mais je vais
transcrire la fin de votre objection pour y répondre, en
rapportant deux passages de la Bible, que vous vous êtes
borné à indiquer.

« Après deux mille ans de controverse sur la théorie de
» la terre, qu'a-t-on décidé *d'une manière incontestable?* »
D'incontestable! quelle erreur! quand la nature de la
question ne peut admettre que de plus ou moins grandes
probabilités pour expliquer les faits! « Il y a trente systè-
» mes sur ce sujet; où est le bon? » Attendez que les as-

vants de conception et non de mémoire aient prononcé.
« Je vous engage, Monsieur, à relire les ps. 90, vers. 2,
» et 114, vers. 6 ; ils contiennent des vues bien dignes
» d'être méditées par ceux qui étudient la nature des
» choses ».

*Il dira au Seigneur : Vous êtes mon défenseur et mon
refuge ; il est mon Dieu, et j'espère en lui.* (Ps. 90, vers.
2, traduction de Le Maître de Sacy).

Est-ce vous, Monsieur, qui prétendez être mon défenseur et mon refuge ?.... quelle présomption ! Qui préten-
driez être mon...., et que j'espérasse en vous ?... quelle
impiété !

*Le Seigneur garde les petits ; j'ai été humilié, et il
m'a délivré.* (Ps. 114, vers. 6, *idem*).

Que d'obligation je vous ai pour me l'avoir rappelé ! Je
laisse à nos lecteurs à en faire l'application.

11°. Voici, Monsieur, votre passage : « L'électrique, di-
» tes-vous (*Théorie de la nature*), ne pénètre point les
» corps, il ne fait que mouiller leur surface. Je suis d'un
» sentiment tout opposé ». Et à la fin de l'article, vous
ajoutez : « Faites bien attention, Monsieur, que dans cet
» article je n'affirme rien, je ne fais que proposer mes dou-
» tes ». Je ne m'arrêterai pas au contraste de cette modes-
tie affectée, avec le ton dogmatique qui la précède : c'est
assez de le faire remarquer.

Ici, ce n'est plus aux objets de la discussion actuelle
que vous vous bornez ; vous remontez jusqu'à ma théorie,
et vous la renversez d'un trait de plume, en disant que
vous êtes d'un sentiment tout opposé au mien.

Vous avez lu ma théorie ; mais l'avez-vous comprise ?
Vous y avez vu, à chaque page, que j'y présente l'électrique comme le principe organisateur ; et vous me faites
dire l'ineptie qu'il ne fait que mouiller les corps, qu'il ne
les pénètre pas. Je dirai, pour mes lecteurs, que vous
confondez l'électrique avec l'électricité. Je vous renvoie,

Monsieur, au verset du ps. 114, pour compléter ma réponse.

12°. Vous vous exprimez ainsi : « Si l'électrique, selon
» vous, est le principe de la sensibilité, de l'irritabilité
» de toute organisation (principe qui n'est pas unique à
» cet égard, selon moi), est-il bien conséquent de s'en ser-
» vir pour la curation de l'épilepsie? »

Je pense que vous vous êtes compris en écrivant ce passage.; mais je ne vous comprends pas, et je ne vois point
pourquoi l'électrique étant le principe qui donne la vie
aux deux autres, le principe inerte et le calorique, et de-
venant celui de la sensibilité et de l'irritabilité, la pile
voltaïque ne pourroit pas guérir telle et telle maladie.

Quant à l'épilepsie que vous prétendez faussement, pour
la seconde fois, que j'ai dit avoir guérie, je vous renvoie
à ce que j'ai dit précédemment au premier article.

13°. « Je ne vois point, dites-vous, que la cure du chien
» de Beudon, au moyen du vinaigre, soit bien *merveil-
» leuse;* les conséquences que vous tirez de ce fait, qui
» d'ailleurs n'est pas concluant, en sont la preuve; car
» vous dites à ce sujet, que l'urine des enragés dans l'es-
» pèce humaine est rare, épaisse et très-colorée. Vous
» pouvez être certain, Monsieur, que cette opinion est
» une erreur; l'urine dont vous parlez est le plus souvent
» claire, limpide et abondante. Cela doit être ainsi, puis-
» que la rage appartient à la classe des névroses. Prenez
» la peine de lire les articles *Rage,* dans Cullen, dans le
» commentaire de Vanswieten sur les *Aphorismes* de Boer-
» rhaave, la *Bibliothèque médicale* de Manget, le savant
» recueil d'Andry, les dissertations de Sauvages et de Bos-
» quillon, etc. ».

Ce que vous venez de dire donneroit la mesure de vos
connoissances médicales, si elles n'étoient déjà établies!
Mais vérifions vos citations, pour savoir si vous avez été
fondé (dès que vous ne m'opposez que l'opinion des autres, et aucun fait, aucune observation qui vous soient

personnels) à me dire que je puis être certain que mon opinion est une erreur.

Mais auparavant, je vous ferai remarquer qu'ici, comme ailleurs, vous dénaturez toujours la question ou les faits. J'ai parlé de la guérison de deux chiens et d'une truie, par le vinaigre inspiré et en boisson, faite par Beudon, et rapportée dans Buchan; et vous ne parlez que de la cure d'un chien. L'importance de trois cures est au moins ici comme le carré de ce nombre : on a donc un contre neuf, et elles sont, quoi que vous en puissiez dire, assez concluantes pour continuer le traitement par le vinaigre sur les individus de l'espèce humaine, afin de les guérir d'un mal affreux que vous croyez inguérissable par tout autre moyen que l'atroce procédé de la cautérisation. Il y a plus que de l'inhumanité, il y a de l'homicide à persister, par amour propre, dans le refus d'employer un moyen de guérison déjà connu, sur des malheureux irrévocablement destinés à la mort, si l'on n'emploie pour les guérir les acides les plus dissolubles dans l'air.

Oui, Monsieur, je le répète, la cure des trois animaux faite par Beudon, est d'autant plus merveilleuse, qu'elle fut opérée par le moyen le plus simple, par une fonction physiologique qu'excita le vinaigre en vapeurs pour détruire l'hydrophobie; et je vous renvoie, pour les conséquences que j'en ai déduites, et qui méritent d'être méditées, au siége que j'ai assigné à la rage, pag. 10, 11, 12 et 20 de ma précédente lettre.

Je lis dans Buchan, pag. 484 du 5ᵉ volume, que *l'urine des enragés s'épaissit, s'enflamme, se supprime quelquefois.* J'ai conclu de ces faits, pag. 11 de ma précédente lettre, que *les poumons ont perdu la faculté de faire de l'eau, et que la suppression des urines ne devoit avoir lieu que lorsque les enragés refusoient toutes sortes de liquides aqueux.* Passons à la vérification des passages des auteurs auxquels vous me renvoyez, et nous verrons que loin de détruire les faits que j'ai rapportés et les conséquences que j'en ai tirées, ils les confirment.

Manget rapporte que Bonnet dit, dans son *Spulcret anat.*, liv. 1er., sect. 13, tom. 1er., pag. 341 : *Le malade rendoit des urines lixivielles, et en petite quantité.* Sauvages, pag. 37 de sa dissertation sur *la Rage*, s'exprime ainsi : *Les hydrophobes restant sans nourriture, il ne se fait point de chyle. La boisson fournit à l'urine un véhicule qui la rend claire, qui la tempère.* ( C'est seulement cela que vous avez voulu rapporter; mais l'urine n'est claire que lorsque le malade boit, dit Sauvages, et vous avez volontairement fermé les yeux sur ce qui suit ). *Quand ce véhicule manque, suivant l'observation de Belini, elle devient rouge, briquetée, saline, lixivielle, piquante, irrite le col de la vessie, et produit la difficulté d'uriner.* Manget, Bonnet, Sauvages, Belini, se trouvent donc avoir dit l'opposé de ce que vous avez affirmé qu'ils disoient; et Boerrhaave, Cullen, Wanswieten et Bosquillon, consultés d'après l'invitation que vous m'en aviez faite, n'ont pas dit un mot de l'urine des enragés. Qu'ajouterai-je à cette observation? Parlerai-je de loyauté et de mauvaise foi, de véracité et d'imposture, de science et d'ignorance, de simplicité et de charlatanisme? Tout me seroit, je pense, permis; mais je m'en remets encore au jugement de mes lecteurs.

Donnant comme réelles les fausses citations que vous m'opposez, vous ajoutez : « Puisque cela est ainsi, que » *devient votre théorie* sur la transpiration des chiens et » des loups, le fait unique que vous citez, lorsqu'il m'en » faudroit mille pour me convaincre, et l'application que » vous persistez à en faire à l'espèce humaine? ». Vous devez sentir, Monsieur, et il n'est aucun de mes lecteurs qui ne le sente, combien je dois éprouver maintenant de dégoût d'être forcé de vous suivre encore. Mais il étoit nécessaire que l'on sût qu'il ne pouvoit y avoir aucune comparaison entre vous et moi, et que je fournisse la preuve qu'en vous adressant cette dernière lettre, ce n'étoit cependant pas pour vous qu'elle étoit écrite. C'est donc pour nos lecteurs, que vous avez trompés, que je continue à écrire.

Sauvages dit : *Le loup, le chien, le renard, ne suent que très-difficilement, et ils enragent souvent en hiver, saison où l'électricité est la plus forte...* Manget rapporte, dans sa *Bibliothèque médicale*, tom. 11, pag. 288, ce que Mead dit dans son *Mechanical account of poisons: La rage s'allume dans les chiens pendant les fortes chaleurs de l'été, parce qu'ils ne peuvent chasser par la sueur les parties hétérogènes....* Or, la transpiration cutanée étant destinée à entraîner ce que l'urine n'entraîne pas des excrétions des nutritions, dire que le chien, etc., ne peuvent chasser les parties hétérogènes par la transpiration, c'est dire bien formellement qu'ils ne suent pas. Les auteurs que vous m'aviez opposés m'appuient donc au lieu de me combattre. V. J. Hildembrand, médecin à Vienne, dit, dans son *Traité de la Rage*, ouvrage très-estimé : *Les chiens ne suent jamais.* Ce médecin prescrit, pour guérir la rage, les cantharides et l'ammoniaque.

14°. «Vous persistez à croire que la médecine de Buchan » est un fort bon livre, etc. » Voilà ce que vous me faites dire. Voyez ce que j'ai dit pag. 13 de ma précédente lettre, où j'ai dit entre autres choses : *J'ai même considéré cet ouvrage comme instrument bien dangereux dans les mains des hommes d'esprit, de bon sens, mais sans connoissances médicales.* Comment, sous votre plume, les expressions *d'un fort bon livre* peuvent-elles être synonymes *d'un livre dangereux?* N'y auroit-il donc pas un seul de vos articles où vous n'ayez falsifié ce que j'avois dit ? « J'ai toujours placé ce livre, dites-vous, sur la même » ligne que l'*Avis au Peuple*, par Tissot, la *Matière* » *médicale* de Lieutaud, ouvrages bien médiocres, pour » ne rien dire de plus ». Dans quelle classe est-ce donc qu'il faut mettre votre *Médecine infantile*, votre *Calipé-*

*die*, ou manière de faire de beaux enfants; votre *Manuel des eaux minérales factices*, et vos poésies? (1).

15°. « Vous préconisez, me reprochez-vous, les cures
» faites par Brugnatelli contre la rage, avec l'acide mu-
» riatique oxigéné. Avant d'avoir une opinion certaine à
» cet égard, vingt ans d'expériences au moins sont néces-
» saires ».

Le tribut d'éloges payé par beaucoup de savants au savant professeur Italien, et la reconnoissance de ses concitoyens, le dédommagent bien amplement du ton avec lequel vous parlez des succès qu'il a obtenus dans cette affreuse maladie avec l'acide muriatique oxigéné. Voici encore des observations d'une haute importance sur l'efficacité de cet acide dans la rage. Le docteur Wendelastat a fait insérer dans le *Journal de Médecine*, publié par Hufeland, qu'il a préservé de la rage un jeune homme mordu par un chien enragé, en employant l'acide muriatique oxigéné. Le même médecin rapporte, qu'un Anglais qui avoit été mordu par un chien enragé, avoit été préservé de la rage par l'usage de cet acide en lotions. Bien convaincu de son efficacité, et pour inspirer la confiance que ce traitement mérite, *il se fit mordre deux fois par des chiens enragés. Le même traitement le préserva de la rage.* (Extrait des *Archives des découvertes et inventions nouvelles*, de l'année 1818).

Fourcroi, dans le tom. 28 des *Annales de Chimie*,

(1) En restituant ces ouvrages à qui ils sont dus, vous rendrez la *Médecine infantile* aux divers ouvrages qui ont parlé des maladies des enfants; la *Calipédie* à Claude Guillet. ( Cet ouvrage est digne de figurer à côté de la *Mégalantropogénésie* ). Votre *Manuel des eaux minérales factices* n'est qu'un habit de plusieurs étoffes qui appartiennent à Bordeu, au catalogue raisonné des ouvrages publiés sur *les Eaux minérales en général*, par Carrère, à la *Thérapeutique* de M. Alibert, et aux divers rapports que vous y avez insérés: il n'y a de vous que la couture.

dit que l'acide muriatique oxigéné *détruit instantané-
ment* le virus de la rage, et qu'il produit absolument le
même effet que la cautérisation par le feu, et le muriate
oxigéné d'antimoine, indiqué dans la dissertation de M.
Lerous, couronnée en 1783 par l'académie royale de chi-
rurgie de Lyon. (*Annales de Chimie*, cahier d'Avril
1809).

Le muriate oxigéné d'antimoine n'agit ici que parce
qu'il s'en dégage de l'acide muriatique; quant à la cautérisation par le feu, il sera évidemment démontré plus
bas, qu'elle est plus inutile qu'elle n'est atroce, ce qui
n'est pas peu dire.

On lit, dans la *Bibliothèque physico-économique* (cahier de Novembre 1818), que les médecins de tous les
pays emploient le vinaigre avec succès dans le traitement
de la rage; on y lit encore le procédé des Varsoviens pour
s'en garantir, rapporté par Moneta. Voici ce procédé :
Aussitôt qu'on a été mordu par un animal enragé, il
faut absorber la bave avec ce qu'on a sous la main,
terre, boue, sable; courant à l'eau, au vinaigre, au vin,
enfin, à l'un quelconque de ces liquides le plus proche,
pour bien laver les blessures, sur lesquelles on applique
ensuite, pendant quinze jours, des compresses continuel-
lement imbibées d'un mélange chaud de deux livres de
vinaigre et huit onces de beurre frais. Pendant le même
temps, on boit par chaque vingt-quatre heures dix onces
de vinaigre avec un peu de beurre frais, en quatre fois, et
dans les intervalles on prend de la nourriture, de l'oxycrat,
de la limonade et du vin trempé.

Les réflexions de Sprengel sur la matière médicale,
qui remplissent le reste de votre quinzième article, ne
sont que trop vraies; mais c'est hors de propos que vous
les transcrivez, quand il s'agit d'un mal inguérissable par
la cautérisation, et que les acides dissolubles dans l'air
guérissent.

16°. « Vous avancez, pag. 15 de votre lettre, me dites-

» vous, que le terme moyen de la quantité de sang dans
» l'homme, est de treize livres et demie (1). Après avoir
» établi des proportions arithmétiques (2), vous ajoutez :
» En supposant que le sang ne parcoure, depuis sa sortie
» du cœur jusqu'à ce qu'il y rentre, que trente pieds de
» vaisseaux sanguins, on a 3o pieds à diviser par 96 se-
» condes 45 lignes, pour la vîtesse du sang par seconde ».
Vous me forcez à vous dire, Monsieur, que vous ignorez
les premiers éléments du calcul, ou que vous avez eu la
petitesse de me présenter comme ne les connoissant pas.
Voici ce que j'ai écrit : On a 3o pieds à diviser par 96
secondes = 45 lignes. Vous retranchez et vous altérez
donc tout ce que j'ai dit ! Si vous transcriviez de la même
manière le livre par excellence, *l'Imitation de Jésus-
Christ*, vous en feriez des œuvres de Juvénal. Mais poursuivons. « Pour ce que j'aurois à ajouter, afin de prouver
» que le sang qui a une pareille vîtesse reçoit aussi du
» venin ou une impulsion qui change le mode de l'élec-
» tricité qui nous anime, je vous renvoie, Monsieur, au
» dernier alinéa de la note que j'ai fait insérer dans le
» *Mémorial* (3) ».

Vous ajoutez : « Il y a dans ce raisonnement un vice
» radical : vous avez oublié d'y mentionner l'action puis-
» sante des vaisseaux absorbants, bien plus puissante,
» quoi que vous en disiez, que tous les calculs, etc. ».

Soit dit en passant, Monsieur, la médecine ne cessera
d'être hypothétique et conjecturale, que lorsque nos ar-
rière - neveux auront apprécié et assujetti au calcul les
fonctions physiologiques.

J'engage mes lecteurs et les vôtres à comparer ma réponse à ce que vous avez qualifié *cinquième erreur*, pag.

---

(1) J'ai dit quinze livres.
(2) Elles sont géométriques.
(3) Elle est rapportée à la fin de la pag. 23 de ma précédente
lettre.

15 de ma première lettre , avec ce que je viens de rapporter de la vôtre ; ils trouveront dans la mienne des calculs , sinon exacts , du moins approximatifs , sur les premières données qu'un médecin doit acquérir. Vous ridiculisez ces calculs , parce que vous ne pouvez en apprécier toute l'importance ! Je reviens aux vaisseaux absorbants.

J'avois pris pour une plaisanterie l'observation de M. de Saint-Cric, rapportée dans le *Mémorial* du 11 Septembre, et depuis dans ma première lettre , parce que je le croyois au courant des nouvelles découvertes physiologiques. *Le venin*, dit-il, *est absorbé par les vaisseaux absorbants*; ce qui , selon moi, se rapporteroit aux veines. Mais comme dans ma réponse à votre première critique j'ai attribué aux veines la faculté d'absorber, que je l'ai démontré au dernier alinéa de ma note insérée dans le *Mémorial* du 11 Septembre, et que vous venez de me reprocher d'avoir oublié l'action puissante des vaisseaux absorbants, je ne puis plus douter aujourd'hui que vous ignorez, l'un et l'autre , que depuis environ trente ans des professeurs étrangers ont restitué aux veines la fonction absorbante que la découverte des lymphatiques leur avoit enlevée. Il est vrai que les lymphatiques furent qualifiés d'absorbants aussitôt qu'ils furent connus. Mais si l'on peut vous excuser de n'avoir pas adopté le sentiment des savants étrangers, on ne peut vous pardonner d'ignorer les résultats des recherches et des expériences faites il y a plus de dix ans, qui ont mis hors de doute l'absorption veineuse. Je vais rapporter ces expériences et leurs résultats.

Les essais de M. Flandrin, médecin vétérinaire, ont été suivis de ceux de MM. Delille et Magendie. Ces deux physiologistes séparèrent du corps la cuisse d'un chien , laissant intactes l'artère et la veine crurales , seuls moyens de communication conservés entre la cuisse et le corps de l'animal. Deux grains *d'upas-tienté* furent enfoncés dans la patte : les effets de ce poison subtil furent aussi

prompts et aussi intenses qui si la cuisse n'eût pas été sé-
parée du corps; en sorte qu'ils se manifestèrent avant la
quatrième minute, et que l'animal mourut avant la
dixième.

On pouvoit croire que les parois de l'artère et de la
veine, contenant des vaisseaux lymphatiques, favorisoient
encore, par cette voie, l'absorption du poison. Mais ces
expérimentateurs ayant introduit dans les tubes des vaisseaux un petit tuyau de plume, et l'ayant assujetti avec
des ligatures convenables, firent la section circulaire de
l'artère et de la veine. Ici, comme dans la première expérience, l'effet du poison n'offrit aucun retard, aucune
diminution. (Ext. du *Bull. des Sciences*, par la société
philomatique, Septembre 1809; et *Physiologie* de Magendie, tom. 2, pag. 238).

Si, aux faits que je viens de rapporter, on ajoute quelques observations non moins importantes sur l'absorption
veineuse qui a lieu à la surface utérine du placenta,
celle qui s'opère dans les animaux invertébrés qui ont du
sang, des vaisseaux sanguins, point de lymphatiques, et
chez lesquels l'absorption s'opère, vous serez forcé d'abandonner votre système d'absorption.... Et puisqu'il ne faut
qu'environ une minute et demie pour que le même sang
qui sort des poumons y rentre, il ne faut qu'environ
trente à quarante secondes pour que celui qui reçoit le
venin dans les jambes, les bras ou les mains, l'ait porté
dans cet organe.

Voilà des faits incontestablement évidents, qui prouvent que les venins sont portés dans le torrent de la circulation par le sang veineux; que lors même que les
atroces cautérisations seroient opérées demi-heure après
la morsure d'animaux enragés, ce ne seroit que vingt-
neuf minutes après que le venin auroit envahi l'organe
qu'il affecte.

Enfin, les faits que j'ai rapportés émanent des observations les plus exactes; elles ne sont donc ni controu-

vées, ni conjecturales, ni hypothétiques; elles démontrent que vous êtes étranger aux nouvelles découvertes, ainsi que cet autre individu à connoissances superficielles, qui, comme vous, a trouvé ridicule que j'aie fait intervenir dans ce sujet, et le sang, et sa quantité, et la rapidité de sa circulation, dont l'un et l'autre n'aviez aucune idée! Vous devriez vous livrer l'un et l'autre à l'étude de la physiologie, plutôt que de faire des vers et de petits articles de journal, consacrés à de basses adulations, ou d'ignorantes puérilités signées D. S. Votre ancien maître vous donne ce conseil.

## DEUXIÈME PARTIE.

### *Faits positifs.*

Dans cette partie, ce n'est plus par votre autorité privée (j'ai démontré qu'elle ne pouvoit être d'aucun poids) que vous voulez prouver contre moi, mais par celle des écrivains qui ont écrit antérieurement; de manière que vous voudriez toujours opposer aux découvertes modernes, les raisonnements faits avant ces découvertes. Mais vous avez été plus loin dans cette seconde partie : vous ne vous êtes pas borné à supprimer des passages entiers des auteurs qui prouvoient pour moi, vous avez encore altéré ce que vous en rapportiez! Est-ce l'amour de la vérité, est-ce la bonne foi, qui vous ont guidé?

Vous divisez votre seconde partie en quatre articles. Je répondrai à chacun dans le même ordre. Vous faites, dans le premier, des efforts inouis pour décrier le vinaigre dans le traitement de la rage; tous les auteurs l'ont, dites-vous, combattu. Je prouverai que tous ceux qui en ont parlé, en ont au contraire conseillé l'usage.

Vous établissez, dans le second article, que tous les médecins qui ont écrit sur la rage, ont recommandé la cautérisation comme moyen préservatif. Cela devoit être, mais quand on n'avoit aucune idée de la vîtesse de la circulation du sang veineux, et que l'on croyoit que les lymphatiques seuls absorboient les venins. Vous deviez donc, pour prouver que la cautérisation pourroit être utile, démontrer que les veines n'absorbent pas, ou que le sang circule avec une telle lenteur, que le venin resteroit stationnaire dans les plaies, jusqu'à ce que la cautérisation pût être opérée.

Vous me faites confondre, avec une perfidie qui a peu d'exemples, dans votre troisième article, *l'hydrophobie, presque toujours compagne de la rage*, avec *l'hydrophobie symptomatique*. Il faut convenir que vous ne pouviez choisir une plus belle occasion pour paroître érudit; néanmoins vous ne citez que trente auteurs qui parlent d'hydrophobie symptomatique : vous avez cru ce nombre suffisant, pour faire croire que j'ai avancé une proposition absurde.

Votre quatrième article a pour objet de prouver que le siége de la rage ne se trouve pas placé *uniquement* dans les poumons; mais qu'il se trouve aussi dans *le système nerveux, dans le cerveau, le foie, l'estomac, une partie de la moelle épinière, etc.* Qui ne sait que dans les atroces irritations qui épuisent la vie, et certes la rage en est une, le mal fait des ravages dans presque tous les viscères, et particulièrement dans celui qui est le plus communément affecté? Mais cela prouve-t-il que dans l'hypothèse le foyer de la rage ne soit dans les poumons?... J'avois démontré, par des faits et des inductions, que c'est là qu'il réside. Avez-vous attaqué les faits que j'avois rapportés? Avez-vous détruit les inductions que j'en avois déduites? Non. Vous vous êtes borné à m'opposer des observations tronquées, écrites long-temps avant ma démonstration, et qui, par conséquent, n'auroient pu l'attaquer, lors même qu'elles auroient été exactes. C'est ce que je prouverai.

1°. Vous vous exprimez ainsi dans ce premier article :
« Vous préconisez encore le vinaigre comme un excellent
» remède contre la rage ; malheureusement vous êtes dans
» l'erreur ».

Seroit-ce la cure des animaux de Beudon, celle de l'enragé de Marseille, la méthode de préservation des Varsoviens, etc., qui le prouvent ?

« Le vinaigre éprouva, dites-vous, le sort de la pim-
» prenelle, de l'anagallis, de l'hypocampus, etc., qui
» ont guéri jadis tant d'enragés, du moins dans les ga-
» zettes. L'expérience et le temps, qui mettent tout à leur
» place, les hommes et les choses (oh ! oui !...), ont réduit
» ces substances à leur juste valeur ». Vous ajoutez plus
bas : « Le vinaigre fut proposé en 1741 ; Boerrhaave en dit
» un mot dans sa chimie ; son savant disciple Wanswie-
» ten vouloit qu'on le bût à haute dose. M. Beudon en
» parle dans l'histoire de son chien (pour être exact, il
» falloit dire deux chiens et une truie) ; Andry en dit un
» mot dans sa liste des antilysses ; depuis on n'en fait plus
» mention ». ( Mais c'est vous qui le dites ! )

Rapporter tout ce qu'il y auroit à dire sur l'emploi du
vinaigre dans la rage, et sur le motif qui vous porte à le
proscrire, seroit le moyen infaillible d'ennuyer. Je saurai
donc me restreindre, et pour premier exemple, pour
combattre cette maladie avec cet acide, je ne partirai que
de l'époque de la publication de la *Praxis medica*, de
Boerrhaave, imprimée à la Haye en 1715 ( c'est donc
avant 1741). Il dit, aphorisme 1143, qu'il faut, en outre
des scarifications (ne perdez pas de vue qu'il ne s'étoit
pas rendu compte de la vitesse de la circulation du sang),
des ventouses appliquées sur les morsures, *les laver
avec du vinaigre*, dans lequel on auroit fait dissoudre du
sel marin, et il prescrit encore le vinaigre aromatique et
le sel étendus dans l'eau chaude, pour la boisson ordinaire, l'un et l'autre pendant six mois. Voilà, Monsieur,
un traitement complet qu'on ne trouve point dans la

chimie : c'est donc plus d'un mot. Mais continuons.
Wanswieten, son digne disciple, recommande le vinaigre
dans le traitement de la rage; il prescrit de le boire à
grandes doses, aromatisé avec des plantes odoriférantes;
et Bosquillon, après avoir fait l'énumération des remèdes
qui ont été employés par ses devanciers pour combattre
cette maladie, s'explique ainsi pour ceux auxquels on
accorde aujourd'hui le plus de confiance : « On ne doit
» pas compter davantage sur l'opium, le musc, le mer-
» cure, le camphre, l'alkali volatil, donnés à haute dose;
» *le vinaigre est peut-être préférable à tous ces re-*
» *mèdes* ».

Qu'a-t-il manqué à ces grands hommes qui prescrivent
le vinaigre contre la rage? D'avoir reconnu que le foyer
du mal étoit dans les poumons; et alors ils auroient ordonné le vinaigre en vapeurs, comme ils l'avoient ordonné en lotions et en boisson. Il y a plus que de la présomption à n'être pas de l'avis de ces auteurs célèbres,
lorsqu'on n'a que la dénégation à opposer à leurs observations.

2°. Vous commencez votre second article, en transcri-
vant les premières lignes de ma réponse à ce que vous
avez qualifié ma *cinquième erreur*. Je vais les transcrire
aussi, pour qu'on sente mieux tout le mérite de votre réplique.... J'avois dit :

« Ce n'est pas de mon autorité privée que je repousse
» la cautérisation; ce sont les justes conséquences déduites
» des observations de nos maîtres, qui la repoussent ».

Voici votre réfutation :

« Vous vous trompez encore, Monsieur, et votre erreur
» est des plus complètes à cet égard; nos maîtres connois-
» soient *très-bien* toutes ces conséquences; et ils admet-
» toient la cautérisation ».

Vous ne pouviez douter que je n'entendisse parler, par
nos maîtres, dans cet article, que de ceux qui, d'après
leurs observations, auroient fait connoître le terme moyen

de la quantité de sang dans l'homme, et la portion de ce sang versé par chaque mouvement de la diastole dans l'oreillette droite du cœur, d'où j'ai déduit la vîtesse de la circulation par seconde, vîtesse qui prouve que les cautérisations sont inutiles.

Après avoir donné une longue liste, à partir de Celse, de Dioscoride (qui ne savoient pas que le sang circule), de tous ceux qui ont conseillé la cautérisation, vous ajoutez : « Ces auteurs n'ignoroient pas, sans doute, qu'en » divisant 13ⁿ ¹/₂ de sang par 2 onces, on obtient 108 pul- » sations, pour que le même sang revienne au cœur ».

Mais quand bien même vous n'auriez pas oublié de désigner ce que signifient ces deux onces, qu'est - ce que cela voudroit dire, si j'en étois resté à déterminer seulement, dans la question présente, qu'il faut cent huit pulsations pour que treize livres et demie de sang aient passé dans le cœur ? Ces auteurs n'auroient pu rien inférer de cette observation, s'ils n'étoient arrivés à la dernière, qui démontre que le sang dans nos vaisseaux a quarante-cinq lignes de vîtesse par seconde.

En séparant ainsi la première des propositions que j'avois établies, des antécédents pris de nos maîtres et des deux propositions qui la suivent, vous n'avez eu d'autre but que de les priver de l'évidence qui résulte de leur liaison. Pour leur restituer cette évidence, je vais reproduire ce que ces maîtres avoient dit, ainsi que les conséquences que j'en avois déduites, pour prouver l'inutilité des barbares cautérisations dans les cas de venins inoculés.

« Le terme moyen de la quantité de sang dans l'homme » a été supposé de quinze livres : j'estime qu'il n'y en a » que treize livres et demie dans la grande circulation » sanguine. On évalue à deux onces la quantité de sang » versé par les veines caves dans l'oreillette droite du » cœur, par chaque mouvement de la diastole. Le nombre » de pulsations dans l'homme d'une taille ordinaire, est

» de soixante-huit par minute. On estime que la longueur
» des vaisseaux que le sang parcourt depuis sa sortie des
» poumons jusqu'à ce qu'il y rentre, est de trente pieds ».
Voilà quatre observations qu'il n'est pas permis à un médecin d'ignorer; mais vous ne pouviez prévoir les conséquences que j'en ai déduites : les voici donc encore
une fois.

*Premièrement.* En divisant le sang qui circule dans
les artères et les veines, par la quantité de sang que les
veines caves versent dans l'oreillette droite du cœur, par
chaque mouvement de la diastole, on a $318 \frac{1}{2}$ ou 216
onces à diviser par 2 onces = 108, nombre qui exprime
la quantité de pulsations nécessaires pour faire passer par
les poumons les treize livres et demie de sang.

*Secondement.* La proportion suivante détermine la
durée des cent huit pulsations. Leur terme moyen étant
de soixante-huit par minute, on a soixante-huit pulsations, qui sont à soixante secondes, comme cent huit pulsations sont à quatre-vingt-seize secondes.

*Troisièmement.* Pour déterminer la vîtesse du sang par
seconde, on a la longueur des vaisseaux qu'il parcourt,
trente pieds, à diviser par quatre-vingt-seize secondes,
dont le quotient, quarante-cinq ligues, exprime cette vîtesse.

Telles sont les conséquences qui dérivent rigoureuse-
ment des observations de nos maîtres; et cependant vous
dites : « Que ce calcul soit juste ou ne le soit pas, peu
» importe, il faut cautériser, et le faire profondément… ».

Peu importe!..... Quoi! il importe peu que les cautérisations lèsent de gros vaisseaux, que celles faites au vi-
sage, au col, deviennent funestes, il faut cautériser et le
faire profondément! Est-ce un être raisonnable, un être
sensible, qui peut s'exprimer ainsi, lorsqu'on lui démontre l'inutilité et le danger des cautérisations?

La cautérisation a été ordonnée, dites-vous, par les
plus grands médecins. J'en conviens : mais c'étoit avant

que MM. Flandrin, Delille, Magendie, etc., n'eussent restitué aux veines la faculté d'absorber, et surtout parce qu'ils ne s'étoient pas rendu compte de la vitesse de la circulation du sang, que j'ai mathématiquement déterminée ; mais vous ne pouviez plus ignorer, ni cette vitesse, ni la force absorbante des veines, lorsque vous avez écrit votre barbare *peu importe!*

Puisque vous ne connoissez d'autre moyen de combattre la rage que la cautérisation, vous abandonnerez donc de sang froid au désespoir, et à la mort ceux qui deviennent spontanément enragés, plutôt que d'employer le traitement qui a réussi à Beudon ? Quelle horreur !

3°. Il est bien évident ici, Monsieur, que vous avez cherché à persuader à vos lecteurs que j'avois confondu *l'hydrophobie, presque toujours compagne de la rage, avec l'hydrophobie symptomatique.* Cependant, dès que nous ne traitions que des maux de la rage, il étoit bien certain que j'avois voulu dire *que jamais cette affreuse maladie ne se manifeste par l'hydrophobie sans rage.* Vous avez donc représenté dans cet article, comme appartenant à une proposition générale, ce qui ne s'applique qu'à un cas particulier; et pour faire preuve d'une immense érudition, vous avez rempli près de trois pages de citations d'hydrophobies symptomatiques. ( A qui pourrez-vous persuader que je ne connoissois pas quelques exemples de ces dernières?) Dans ce grand nombre, il ne vous est échappé, au moins à ma connoissance, qu'une seule inexactitude; c'est celle où vous me renvoyez à la pag. 346 de la dissertation de Sauvages, sur *la Rage,* qui ne contient que soixante pages : cela me fait présumer que vous vous êtes borné à consulter une table des auteurs qui ont traité de l'hydrophobie symptomatique, sans recourir aux auteurs mêmes. Avec de semblables procédés, on peut étaler de l'érudition à peu de frais. Votre erreur proviendroit sans doute alors, de ce qu'en

reportant votre vue sur la table, pour transcrire la page,
elle sera tombée sur un article relatif à un autre auteur.
Ce qui fait encore croire que vous n'ayez pas recouru à la
dissertation de Sauvages, c'est qu'ayant donné, d'après
Neugent, l'histoire d'une femme qui s'étoit trouvée atteinte d'hydrophobie symptomatique à chacune de ses
onze grossesses, vous n'auriez pas négligé de citer deux hydrophobies bien plus remarquables par les causes auxquel-
les on les attribue, rapportées par Sauvages. L'exemple a
tant d'empire sur nous, foibles humains, que je ne puis ré-
sister à celui que vous me donnez presque à chaque ligne.
Je cède donc à la tentation de paroître érudit; si mes lecteurs s'en plaignent, ils ne pourront attribuer l'ennui que
je leur causerai, qu'à l'exemple que vous m'avez donné.

Sauvages rapporte que Salmuth et Pet. Salius ont observé que les morsures de quelques épileptiques ont oc-
casionné l'hydrophobie; que les morsures faites dans la
colère et par les épileptiques, sont en général très-veni-
meuses, et qu'un homme qui avoit mordu un de ses doigts
dans un accès de colère, eut tous les symptômes de la
rage, et qu'il en mourut.

4°. Me voici enfin à votre dernier article, sans en avoir
trouvé un seul, tant dans cette seconde que dans la première partie, où vous n'ayez dénaturé ou changé le sens
des miens. Vous me faites dire, dans celui-ci, que « j'ai
» vu avec peine que vous ayez négligé de m'indiquer les
» ouvrages où il est parlé du siége de cette affection ( la
» rage ) : je vous aurois eu une grande obligation de m'a-
» voir mis à même de les consulter ».

Encore inexactitude dans la citation. Vous avez omis
ce qui étoit le plus essentiel dans ce passage, et l'avez
remplacé par d'autres mots qui en changent la significa-
tion.

Observez bien, Monsieur, que vous avez précédemment dit, art. 2 de la prétendue réfutation de ce que
vous aviez qualifié d'erreur : « M. Cazalet semble croire

» que dans la rage, le mal a son siége dans les poumons ;
» cela est vrai : mais, etc... ». Vous reconnoissiez donc
que le siége principal de la rage résidoit dans les poumons ;
et sur cet aveu, je vous fis une observation que vous avez
dénaturée, et que je vais reproduire.... Je vous disois :

    « J'ai vu avec peine que vous avez négligé de m'indi-
» quer *l'ouvrage où les observations et la conséquence*
» *peuvent être consignées* ; je vous aurois une très-grande
» obligation de m'avoir mis à même de les consulter, *et*
» *de les comparer avec les miennes* ».

    Je ne vous ai donc pas demandé, comme vous avez
voulu le faire croire, de m'indiquer les ouvrages où il est
parlé du siége de la rage. Pouvois-je ignorer que les ouvrages de médecine qui parlent de cette affreuse affection,
en placent le foyer tour à tour dans les divers viscères,
à l'exception de celui que je lui ai assigné ; et quoique
vous ayez été de mon avis à cet égard, je ne devois pas
croire que vos observations vous forçoient à faire cet aveu,
puisque vous n'en avez jamais donné aucune qui vous ap-
partienne, et que *vous ne faites que la médecine infan-*
*tile*, qui offre peu de circonstances pour faire des observations.

    Je m'étois exprimé sous la forme de question, pour faire
sentir, et cependant ne pas dire, qu'aucun physiologiste
n'avoit, avant moi, démontré que les poumons transfor-
ment en eau l'air atmosphérique ; que de la suspension
de cette faculté, naissent les hydrophobies symptomatiques, et de la perte de cette faculté, l'hydrophobie de la
rage. (Voyez, pour les autres observations qui viennent à
l'appui, les pag. 10, 11 et 12 de ma première lettre).

    Mais comment n'avez-vous pas senti que c'étoit par
une espèce d'égard pour vous, qu'après avoir lu ce passage de votre article *Rage*, « M. Cazalet semble croire
» que dans la rage, le mal a son siége dans les poumons ;
» cela est vrai », je parus croire que quelqu'autre physiologiste l'avoit démontré avant moi ; car j'étois bien sûr

que l'inspection des viscères d'une femme morte de la
rage spontanée, à l'hôpital de cette ville, le 6 Septembre
1817, lendemain du jour que mon article sur la rage avoit
paru, vous avoit forcé à cette concession ? Le silence que
vous avez continué à garder sur ce fait, est un crime de
lèse humanité. Je voulois me dispenser alors de vous le
dire. C'est donc dans le dessein de m'ôter le mérite qui
m'étoit dû, que vous avez transformé ma question, à laquelle vous ne pouviez répondre, en celle qui s'arrangeoit
si bien à vos vues, et qui prêtoit à une ample récolte de
citations, seul fruit que votre mémoire puisse recueillir
de vos lectures. Quoique cette compilation informe ne se
rapporte qu'indirectement à la question que j'ai traitée,
je vous suivrai néanmoins dans le domaine que vous vous
en êtes formé, pour vous prouver que vous y êtes aussi
étranger que sur celui d'autrui.

« Les pathologistes ont toujours exclusivement placé,
» dites-vous, le siége de la rage dans le système nerveux,
» le foie, l'estomac, une partie de la moelle épinière, etc.
» Vous le placez *uniquement* dans les poumons : c'est
» une grande erreur, et je vais le prouver ».

Une seule observation générale répondroit à tout ce que
vous dites sur cette question ; c'est que si les pathologistes *avoient exclusivement* placé tour à tour le siége de
la rage dans tant d'endroits différents, on n'auroit donc
pas encore démontré qu'il existoit dans un seul, et tout ce
qu'ils ont dit, en se contredisant les uns les autres, et
que vous m'opposez, prouvent donc pour moi dès que la
question reste indécise, au lieu de prouver contre.

Passons à une observation particulière. Vous dénaturez
encore ici ce que j'ai dit. J'ai établi que *le foyer de la
rage réside dans les poumons.* Ce sont mes propres mots,
et je n'ai jamais dit que tout le mal que produit la rage,
y fût uniquement concentré. Mais est-ce donc que la chaleur ne se fait sentir qu'au foyer ? Et ensuite, comment se
fait-il qu'après m'avoir dit *qu'il étoit vrai* que le siége

de la rage existât dans les poumons, vous veniez me dire postérieurement que « je suis grandement dans l'erreur, en » le plaçant dans cet organe? » L'inconséquence est forcément la compagne de la mauvaise foi. Mais poursuivons.

Pour prouver que les poumons ne sont pas le siége de la rage, vous dites que « Bonnet (*Spulcret anat.*, liv. » 1er., sect. 13, tom. 1er., pag. 342) a vu, dans le cadavre » de *plusieurs* enragés, le poumon adhérent à la plèvre, » plein d'un sang concret, tant le cruor étoit épais ». Avant de transcrire ce passage et les trois suivants, vous me dites, « qu'ils sont excellents pour me combattre »; et après les avoir rapportés, vous convenez *qu'ils sont* « tous qua » tre pour moi ». Comment peut-il donc se faire qu'ils soient contre avant de les avoir transcrits, et que d'après vous-même ils soient ensuite pour? Mais il y a plus, et quoiqu'ils soient évidemment pour, dès qu'ils constatent tous la lésion du poumon, c'est que ne vous occupant au commencement que du désir de tourner contre ma découverte ce qui est en sa faveur, vous citez encore à faux, et dites que Bonnet a vu, dans le cadavre de plusieurs enragés, le poumon, etc.; tandis que dans ce passage, il dit bien formellement, qu'il n'en a vu ainsi qu'un seul; et il ajoute dans ce même art. 8, tant il étoit sans doute préoccupé de l'idée que le siége de la rage devoit être ailleurs qu'aux poumons, « qu'il ne faut pas conclure » de ce seul fait, qu'il en est de même dans tous les hy » drophobes ». Il ne rapporte point d'autres observations qui contredisent celle-là, quoiqu'il ait observé, dans le même cadavre, des points enflammés dans l'estomac, à la trachée artère et aux intestins : il n'assigne cependant le siége ou foyer du mal nulle part. Mais rappelez-vous que je vous ai observé que la chaleur s'étendoit toujours bien au-delà du foyer; et dès lors il n'est aucun lecteur impartial qui, d'après même ce que dit Bonnet, ne plaçât le foyer de la rage dans les poumons, parce que dans ce cas, comme dans tous ceux que vous indiquez, la somme du mal dans les poumons l'emporte sur les sommes réunies des lésions des autres viscères. Mais vous avez annoncé quatre autorités *excellentes* pour me combattre : voyons si les trois autres m'auront plus facilement battu que la première.

« Boerrhaave, aphor. 1140, tom. 3, pag. 561, fait, continuez-vous, la même remarque que Bonnet. Son commentateur Wanswieten la confirme, en ajoutant de nouveaux faits, et Morgagni, ce grand anatomiste, cite les auteurs dont je viens de parler, et en dit plus encore sur l'état des poumons, qu'il a trouvés gangrenés à leur partie supérieure, dans la maladie dont il s'agit ici. (*De sedib. et caus. morb.*, tom. 1, lib. 1, épist. 8, pag. 121)».

Les observations de ces trois grands hommes se trouvent donc prouver, comme celles de Bonnet, par la force des choses contre l'opinion dominante, que *le foyer de la rage réside dans les poumons*. Vous en convenez vous-même, malgré que vous eussiez annoncé, avant de les citer, qu'ils offroient quatre autorités excellentes pour me combattre, puisque vous continuez ainsi :

« Voilà ce qui est évidemment pour vous : mais un moment, Monsieur, s'il vous plaît; voici qui est pour moi ».

Quoi ! encore une fois, Boerrhaave, Wanswieten, Bonnet, Morgagni, sont pour moi, et vous osez dire que je me suis complétement trompé, et que votre démonstration est complète !!! Mais je n'ai pas tout dit sur l'autorité de ces grands hommes; il me reste à ajouter ce que vous avez cru devoir passer sous silence, et à rectifier une de vos erreurs.

Vous avez confondu les aphorismes 140 et 142 du professeur de Leyde. Il se borne, dans le premier, à l'autopsie cadavérique des hydrophobes : mais dans le second, il rapporte, d'après Aurelianus, que le siége de la rage est particulièrement autour de l'estomac, dans les environs. Ceci est bien encore évidemment pour moi ; mais il ajoute, ce que vous n'auriez pas dû oublier de raporter, que Mead n'a rien trouvé d'insolite dans plusieurs hydrophobes, non plus que Vaughan et Bosquillon ; et Morgagni nous apprend, tom. 1er., pag. 126, que *les ravages des organes des hydrophobes sont comme les symptômes de cette maladie.* Cette observation est bien précieuse pour moi ; mais en voici encore d'autres que vous avez éliminées. Ce célèbre anatomiste, après avoir exposé les observations anatomiques de plusieurs cadavres d'hydrophobes, fait le résumé de celles qui sont relatives aux lésions des poumons et du cerveau, organes les plus lésés dans la rage. Le poumon d'un hydrophobe, dit-il pag. 126, avoit la face interne, d'une couleur rouge livide ; dans deux, il étoit aride et sec ; dans un, plein de vésicules ; dans cinq, il étoit gorgé de sang. Quant aux lésions du cerveau, il dit, pag. 127, que dans un de ces cadavres le cerveau se trouva très-disposé à la sécheresse, de même que le cervelet ; dans un autre, la sécheresse existoit à la partie supérieure de la moelle dorsale ; et dans trois, il n'y aperçut rien d'insolite. Boerrhaave et son disciple ont attribué cette sécheresse à *l'impossibilité de rendre aux humeurs l'humidité qui leur est nécessaire.* Morgagni conclut de ces observations, que le siége de la rage réside dans les nerfs et la pulpe cérébrale. Mais ceci n'est pas un fait, c'est une opinion ; et ce qui en confirme l'erreur, c'est que MM. Enaux et Chaussier ont observé, *qu'il part des plaies des hydrophobes une chaleur, un frémissement qui se fait sentir dans tout le corps, et se termine aux poumons et au gosier.* Qu'avoit-il donc manqué, je le répète, à tous les grands hommes dont je viens de parler, pour arriver à la vérité, lorsqu'ils étoient sur le chemin ? Une seule observation qui leur fît connoître que le foyer de la rage étoit dans les poumons, et que les effets s'en étendoient ensuite sur d'autres organes, selon l'intensité

de la rage et leur disposition à l'état morbifique, et que
Morgagni avoit judicieusement établi, en disant que *les
ravages des organes des hydrophobes diffèrent comme
les symptômes de cette maladie.* Qui ne voit maintenant que toutes les lésions des autres viscères sont la
suite de la lésion principale du foyer de la rage ? Les observations que vous avez rapportées, comme celles que
vous avez omises, viennent donc se classer, selon leur
rang, dans ma théorie, qu'elles confirmeroient, si elle
en avoit besoin.

Mais ce n'est pas assez pour moi d'avoir prouvé que
le foyer des hydrophobies étoit dans les poumons, découverte qui, malgré les convulsions de l'envie, sera
considérée comme un bienfait pour l'humanité : je dois
encore, pour faire sentir que c'est vers le foyer du mal
que doivent être dirigés les moyens curatifs, développer
ici toutes les considérations, toutes les observations qui
m'ont conduit, comme par la main, à cette découverte;
et pour cela, je rapporterai un extrait de mon chapitre
de la *Respiration*, du livre 3^me. de ma théorie ( où
je prouve, entre autres choses, que les poumons trans-
forment l'air atmosphérique en eau, et que ces organes
la font sans hydrogène), et ce que j'en ai dit aux pag.
10, 11 et 12 de ma première lettre.

Mes méditations sur l'origine de l'urine des diabètes et
de l'eau des hydropiques, qu'on ne peut attribuer ni à
l'eau formée dans nos viscères par l'oxigène et l'hydrogène, ni à l'eau absorbée par les pores cutanés des animaux qui transpirent par la peau (1), m'ont porté à faire
le rapprochement des faits que je vais exposer, pour ce
qui se rattache au sujet que je traite.

Une femme, atteinte du diabètes, a rendu seize livres

(1) Les pores cutanés des animaux qui ne transpirent que par
les poumons, absorbent des gaz et l'eau hygrométrique qu'ils tien-
nent en dissolution.

d'urine par jour pendant trois mois (à l'hospice de la Charité de Paris). Sa transpiration cutanée et pulmonaire doit être portée à quatre livres, ce qui donne vingt livres d'eau, dont il faut trouver les sources.

La malade prenoit par jour dix livres de boisson, trois livres de pain, et une livre et demie de viande.

L'estimation la plus forte de la quantité d'eau que l'air atmosphérique contient, est celle de Saussure : il la porte à $\frac{1}{67}$.

Je supposerai que la malade inspiroit comme moi six cent soixante pieds cubes d'air atmosphérique par vingt-quatre heures : le poids du pied cube étant supposé d'une once, on a pour la quantité d'eau qu'il peut porter dans les poumons, $\frac{660}{67} = 10$ onces.

Je suppose encore que les poumons de la malade gardoient comme les miens, par vingt-quatre heures, cinquante-une onces gaz oxigène, et vingt-sept onces gaz azote (1).

Il résulte des expériences de Lavoisier et de M. Séguin, sur les deux transpirations, qu'elles sont de cinq livres par vingt-quatre heures, terme moyen. Je n'ai porté celles de la malade qu'à quatre livres.

De ce que M. Seguin n'a pas eu ses inspirations ni plus fréquentes, ni plus profondes, tout le temps qu'il a resté dans le sac imperméable à l'eau et à l'air; qu'il a observé que le terme moyen de la transpiration cutanée est

---

(1) J'ai besoin d'affirmer ici ce que je démontre dans le chapitre de la *Respiration*, que les poumons d'un homme bien constitué et d'une taille avantageuse, gardent à chaque inspiration 2,928 pouces cubes gaz oxigène, et 1,822 pouces cubes gaz azote. L'erreur de ceux qui croient que les poumons ne gardent qu'environ 2 pouces cubes d'air à chaque inspiration, ne peut être attribuée qu'à l'acide carbonique que le sang veineux porte aux poumons; cet acide y prend le calorique nécessaire pour faire près de 2 pouces cubes de gaz, qui est expulsé à chaque expiration.

de trois livres cinq onces et demie par vingt-quatre heures, on doit conclure que les pores cutanés n'absorbent
pas l'eau que l'air atmosphérique contient : lors même
qu'ils l'absorberoient, il ne pourroit y prendre que celle
qu'il tient en dissolution ; et l'on sait que pendant les
fortes gelées, l'air en est totalement privé, et que les diabétiques et les hydropiques font, pendant les fortes gelées,
autant d'eau que pendant les brouillards tempérés. Le
docteur Anglais Barri, qui, à l'imitation de Santorius,
s'est pesé pendant plusieurs années, assure n'avoir jamais
observé que le séjour dans l'eau eût ajouté à son poids.
On n'auroit donc pas dû supposer que les pores cutanés
puisent dans l'air l'eau dont nous cherchons la source.

Quelques physiologistes ont prétendu que la graisse,
les chairs, etc., étoient transformées en eau dans les diabètes. En supposant que cette métamorphose soit possible, l'observation apprend que la diminution du poids
des diabétiques n'est que de quelques gros à six onces par
jour, ce qui ne donneroit pas plus de deux onces d'eau
par jour, terme moyen.

D'après MM. Coutanceau, Nisten, et mes observations,
nous expirons, par vingt-quatre heures, cinquante-huit
onces de gaz acide carbonique, non compris celui que
l'air atmosphérique inspiré contient, et que les poumons
rejettent avec les cinquante-huit onces que le sang veineux y porte. J'estime que les deux tiers de cet acide sont
formés par le carbonne du sang (dont l'azote prend la
place), et par les deux tiers de l'oxigène que les poumons
gardent. Il ne reste que dix-sept onces d'oxigène, qui ne
pourroient faire que vingt onces d'eau avec trois onces
d'hydrogène. Quoique je sois convaincu que ces dix-sept
onces d'oxigène servent à la formation de plusieurs substances que font nos fonctions physiologiques, et que je
sois persuadé que ces fonctions ne font pas de l'eau avec
l'oxigène et l'hydrogène, je ferai néanmoins cette concession pour vingt onces d'eau.

*Résumé de ce qui est relatif à la somme d'eau rendue par le diabétique que j'ai pris pour exemple, de celle dont nous connoissons les sources, et de celle qu'on suppose avoir été formée.*

Eau rendue............................................. 20 liv.

A DÉDUIRE :

### Sources connues.

|                                    | Liv. | Onc. |
|------------------------------------|------|------|
| Boisson...........................  | 10   | //   |
| Eau portée par l'air inspiré....... | //   | 16   |

### Sources supposées.

|                                    | Liv. | Onc. |
|------------------------------------|------|------|
| De la graisse et des chairs........ | //   | 2    |
| Formée par le gaz oxigène et le gaz hydrogène......................... | 1 | 4 |

12 liv.

Reste à trouver la source de.................... 8 liv. d'eau.

Si les fonctions vitales étoient aussi circonscrites que les procédés chimiques pour faire de l'eau, il faudroit, pour en faire huit livres, six livres treize onces oxigène, et dix-neuf onces hydrogène; ce dernier ne pourroit être pris que dans le sang, ce qui amèneroit sa totale décomposition dans moins de deux jours. Quant à l'oxigène, on pourroit supposer qu'une disposition morbifique des poumons, et une altération du sang, feroient absorber quatre à cinq fois plus d'oxigène que dans l'état de santé (jusqu'à ce que l'analyse de l'air expiré par les diabétiques, eût démontré la réalité ou l'erreur de cette supposition); mais dans aucun cas, on ne sauroit concevoir d'où pourroient provenir dix-neuf onces d'hydrogène par jour. Malgré l'opiniâtre opposition de presque tous les chimistes, à ne vouloir admettre d'autres moyens de faire de l'eau que par la combustion de l'hydrogène, ni d'autres moyens de production d'hydrogène que par la décomposition de l'eau (ce qui la fait admettre même dans des métaux fondus et rouges de feu), on est forcé de convenir ici que les fonctions pulmonaires font de l'eau sans hydrogène, et qu'il n'y a que l'air atmosphérique qui ait pu servir à sa formation.

Dans l'état de santé, comme dans l'état morbifique, nous devons donc à cette fonction pulmonaire, *méconnue jusqu'à ce jour*, l'excédant de l'eau sur les boissons, que nous rendons par les urines et les deux transpirations (1). Cette fonction pulmonaire, s'éloignant des bornes prescrites par la nature, soit en plus, soit en moins, cause un grand nombre de maladies, dont les extrêmes en plus sont les diabètes et les hydropisies, et en moins toutes les maladies qui sont dues à la sécheresse des organes, dont les extrêmes sont les hydrophobies symptomatiques, la rage, et l'hydrophobie presque toujours sa compagne.

Voici ce que j'ai dit p. 10, 11 et 12 de ma première lettre :

_____

(1) Un matelot Américain, très-robuste, prisonnier au fort du Hâ, n'aimoit ni le pain des prisonniers ni l'eau. Il n'avoit qu'une livre de biscuit de bord pour toute nourriture. Il mettoit deux heures le matin, et autant le soir, pour le manger. Il rendoit, terme moyen, trente-une onces d'urine par jour, lorsqu'il ne prenoit aucune espèce de boisson, trente-trois onces lorsqu'il buvoit une demi-bouteille de vin à chacun de ses repas, et trente-cinq onces lorsqu'il buvoit à la place de vin une bouteille de bière. Prisonnier moi-même en même temps, pour avoir fait un voyage en Angleterre, j'eus tout le temps et tous les moyens de varier pendant six mois mes observations. Sa bouche étoit fraîche, même les jours que je ne lui donnois aucune espèce de boisson ; ses matières fécales, qu'il ne rendoit que tous les deux jours, avoient la consistance ordinaire. J'estime qu'il inspiroit autant d'air que moi : il ne recevoit donc que dix onces d'eau lorsqu'il ne buvoit pas. Veut-on supposer qu'il en faisoit vingt onces avec l'hydrogène du sang et l'oxigène de l'air, il nous restera cinq livres d'eau que les deux transpirations et l'urine évacuoient, qui n'ont pu être faites qu'avec l'air ? Donc, etc.

« De ce que les enragés de l'espèce humaine ont l'urine
» rare, épaisse, très-colorée, et qu'elle se supprime quel-
» quefois, j'en ai conclu que les poumons ont perdu la fa-
» culté de faire de l'eau, et que la suppression de l'urine
» ne devoit avoir lieu que lorsque les enragés refusoient
» toutes sortes de liquides aqueux. Il en est sans doute de
» même des autres espèces d'enragés qui refusent l'eau.
» De ce que les chiens, les loups, etc., ne transpirent que
» par les poumons, et que le chien de Beudon fut baigné
» de sueur pendant trente-six heures que dura le dernier
» paroxysme de rage qui précéda le traitement qui le gué-
» rit, j'en ai conclu que les chiens enragés ne transpirent
» plus par les poumons, et qu'il est à présumer qu'il en
» est de même de l'espèce humaine dans le même cas.
» De ce que, dans les chiens, la rage se développe pres-
» que toujours spontanément pendant et après les grandes
» chaleurs, j'en ai conclu que cette disposition ne pouvoit
» être attribuée qu'à la suppression de la seule manière
» naturelle qu'ils ont de transpirer, ou à une désorgani-
» sation des poumons. De ce que l'espèce humaine est
» également sujette à la rage spontanée; qu'on l'a vue
» succéder au grand besoin de boire; que la colère, la
» fureur, dessèchent les poumons, la gorge et la bouche,
» jusqu'à éteindre la voix; que la femme dont parle Sau-
» vages devint enragée à la suite d'une forte colère; que
» la voix devient rauque avant les accès; que ces malades
» la perdent presque toujours, etc., etc.; de tous ces faits,
» et des conséquences qu'ils offrent, j'en ai conclu que les
» causes qui font naître la rage, enlèvent aux poumons
» la faculté de faire de l'eau et de transpirer; que cette
» affreuse maladie, enfin, a son siége dans cet organe ».

De tout ce qui a été rapporté relativement au traitement de la rage, tant dans le *Mémorial Bordelais* des 5
et 11 Septembre 1817 (qu'on trouve à la fin de ma première lettre), que dans ma réponse à votre critique; de
ce que j'ai exposé dans cette réponse, et des inductions

qui en découlent, il résulte entre autres choses, 1°. que
le sang veineux absorbe les venins inoculés qui le tou-
chent pendant sa circulation, et que celui de la rage fait
son impression sur les poumons dans moins d'une minute, quoiqu'il soit de sept à quarante-trois jours à produire ses paroxysmes, selon les parties qui l'ont reçu et
la quantité qui en a été inoculée : (il est même des circonstances où son développement est bien plus de temps
à se manifester : dans d'autres circonstances, ce venin
reste stationnaire, jusqu'à ce que la crainte de la rage ou
une colère le fasse éclore subitement); 2°. que les cautérisations par le feu ne préservent pas de la rage les animaux à qui elle a été inoculée; ce qui est confirmé non-
seulement parce que le sang veineux le reçoit, mais encore par une infinité de rages développées après les cautérisations; 3°. que les individus qu'on a cru avoir pré-
servés de la rage par la cautérisation par le feu, n'a-
voient pas absorbé du venin rabique; 4°. que les acides
volatils ou dissolubles dans l'air, portant une action di-
recte sur les poumons lorsqu'on les inspire, empêchent
le développement de la rage, et la guérissent lors même
qu'elle est accompagnée de toutes les fureurs qui la ca-
ractérisent jusqu'à la fin du second degré de son développement.

L'efficacité du vinaigre pour combattre la rage, est démontrée par la guérison des animaux de Beudon, par la
guérison de l'enragé de Marseille, par la manière dont
les Varsoviens s'en préservent de temps immémorial, par
ce qu'en rapportent Boerrhaave, Vanswieten, Bosquillon, etc.... Cet acide étant assez universellement répandu
de manière à pouvoir s'en procurer peu de temps après
avoir été mordu, on doit donc s'empresser de l'employer
en vapeurs, en boisson et en lotions (1).

_____

(1) Le bon vinaigre est très-rare : celui du commerce n'étant pas

Je ne puis finir cette réponse, sans vous faire observer que vous avez compromis la société de médecine de Bordeaux, en publiant, comme émanant des savants qui la composent, l'article *Médecine* inséré dans le *Mémorial Bordelais* du 19 Mai dernier. Eh ! qui peut croire qu'une aussi nombreuse société n'ait prescrit que la cautérisation par le feu pour tout traitement de la rage, lorsqu'elle connoît la vîtesse de la circulation du sang et la force absorbante des veines. En vous étayant d'un aussi respectable suffrage (qu'elle n'a pu vous donner, tant il est absurde), ne l'avez-vous pas exposée à ce qu'on lui appliquât, par erreur, l'épigramme du duc d'Ayen contre le parlement de Toulouse, à l'occasion du jugement de Calas ?

Vous terminez votre lettre par quelques lignes assez singulières : je ne saurois être blâmé de les transcrire, quoiqu'elles s'en trouvent être une satire.... Les voici :

---

assez fort pour être employé en vapeurs et en lotions dans le traitement de la rage, je crois devoir rapporter ici un procédé , qui n'est qu'une application des observations de Boerrhaave sur la fabrication du vinaigre, pour en avoir perpétuellement d'une très-bonne qualité.

En supposant qu'on ne possède, ni vaisseaux appropriés, ni ferment pour faire du vinaigre, on prendra une barrique contenant cinq cents livres d'eau, peinte en dehors et cerclée en fer ; on y versera deux cents livres de vinaigre de commerce, cent livres de vin et quinze livres d'eau-de-vie ; on mélangera bien le tout : le vin doit produire au moins un sixième eau-de-vie. La pièce doit simplement être bouchée avec un tampon de paille, et placée dans un lieu chaud. Le vinaigre sera confectionné dans deux à trois mois. On pourra après ce temps en extraire quatre livres par jour par le bas de la pièce, et on le remplacera par la bonde avec autant de bon vin de huit à douze mois.

Il devroit y avoir dans chaque commune rurale une semblable quantité de vinaigre en cas de besoin, et aux frais des habitants, qui, en fournissant du bon vin, pourroient obtenir une égale quantité de vinaigre.

« Donc, vous ayant indiqué, d'après des faits que pér-
» sonne ne peut révoquer en doute, le point où vous avez
» raison et le point où vous avez tort, ma démonstration
» est complète ».

Et j'ai prouvé que vous avez tort dans tous les points.

Je suis, Monsieur, avec la considération qui vous est
due,

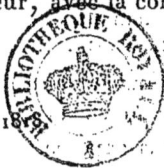

CAZALET.

Bordeaux, 28 Juin 1818.

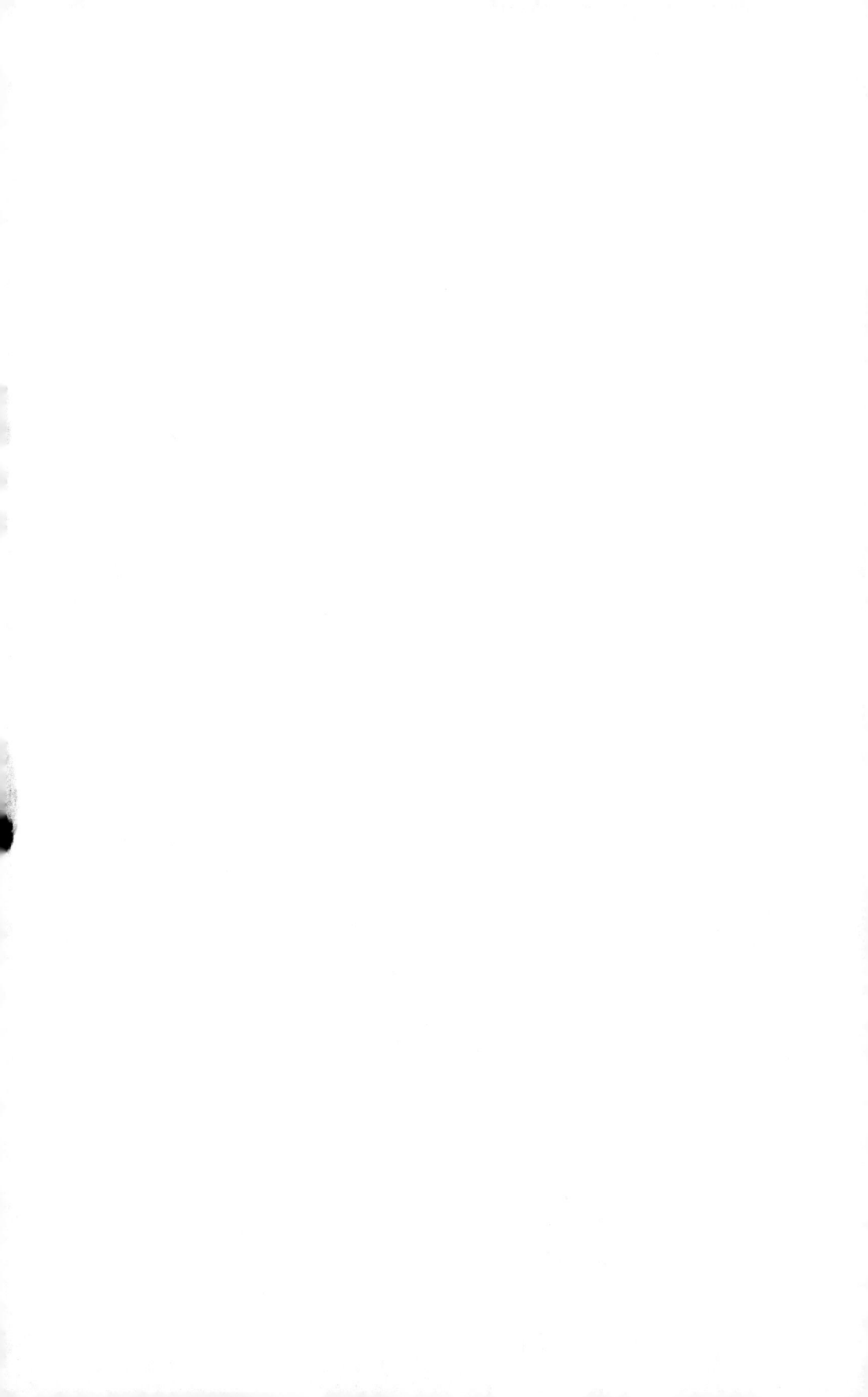

www.ingramcontent.com/pod-product-compliance
Lightning Source LLC
Chambersburg PA
CBHW070831210326
41520CB00011B/2219